现代急危重症临床诊治

李宝山　邓　虹　陆东健
李凤杰　陈敬绵　李亚时　主编

上海科学技术文献出版社
Shanghai Scientific and Technological Literature Press

图书在版编目(CIP)数据

现代急危重症临床诊治 / 李宝山等主编. — 上海：
上海科学技术文献出版社, 2024
ISBN 978-7-5439-9020-3

Ⅰ. ①现… Ⅱ. ①李… Ⅲ. ①急性病－诊疗②险症－
诊疗 Ⅳ. ①R459.7

中国国家版本馆 CIP 数据核字(2024)第 061647 号

责任编辑：付婷婷
封面设计：崔爱红

现代急危重症临床诊治

XIANDAI JiWEI ZHONGZHENG LINCHUANG ZHENZHI

李宝山　邓　虹　陆东健　李凤杰　陈敬绵　李亚时　主编
出版发行：上海科学技术文献出版社
地　　　址：上海市长乐路 746 号
邮政编码：200040
经　　　销：全国新华书店
印　　　刷：江苏图美云印刷科技有限公司
开　　　本：787mm×1092mm　1/16
印　　　张：7.625
字　　　数：183 000
版　　　次：2024 年 3 月第 1 版　2024 年 3 月第 1 次印刷
书　　　号：ISBN 978-7-5439-9020-3
定　　　价：78.00 元

http://www.sstlp.com

前　言

急危重症病医学是国外在 20 世纪 70、80 年代创建的,而国内是在 20 世纪 80、90 年代新兴并得以迅速发展起来的一门临床学科,该学科的兴起极大地提高了急危重症患者的抢救成功率。该学科突出的特点是跨专业和多学科。急危重症患者的特征是在发病过程中呈多系统序贯发生的功能异常,所以需要一支掌握跨专业、多学科急救知识与技能的高素质医护人员,同时,因该学科患者的病情瞬间多变,医护人员需要动态掌握病情变化,及时调整抢救方案,方能赢得抢救时机,提高对急危重症患者抢救的成功率,降低病死率。这对工作在急诊临床第一线的各级医务工作人员来说,都面临着知识更新的实际问题。作为一线临床工作者,深谙精益求精的规范化诊疗技术是急危重症医学的基础,为此,特编写此书。

本书介绍了急危重症中常用的各种救治技术,针对书中涉及的各种疾病,均进行了详细介绍,包括疾病的病因病理、发病机制、临床表现、诊断与鉴别诊断、救治方案、预后及预防等。本书在编写过程中注重临床需要,突出急危重症救治的可操作性、实用性以及相关依据的充分性,对提高临床医护人员的救护水平,提高救治率有一定的积极作用,可作为急危重症相关专业人员较为实用的工具书。

全书内容编排合理,内容丰富新颖,引用资料可靠,具有一定的科学性、先进性,适合广大临床工作者参考阅读。

随着医疗技术的发展,各种疾病诊断与治疗的技术日新月异,加之作者水平和经验有限,故书中如有疏漏或不足之处,恳请广大读者及医务工作者批评指正,以更好地总结经验,以起到共同进步、提高急危重症医学水平的目的。

编　者

2024 年 1 月

目　录

第一章　急救基础

第一节　急救医学概念

一、急救医学的概念和特点

随着社会的不断发展和进步,人类各种疾病和灾难的发生也越来越多,急救医学涵盖的内容越来越广,急救医学界也承载着越来越重的责任和任务。急救医学的特点是"急",其实质是指患者发病急、需求急,医务人员抢救处置急。目前尤其是重视发病后 1 h 内急救,即"生命黄金一小时"。急救医疗应包括院前急救、医院急诊科(室)和重症(强化)监护室(ICU)或冠心病监护室(CCU)三部分。具体地说,院前急救负责现场和途中救护;急诊科(室)和 ICU 及 CCU 负责院内救护。

二、急救医学的现状

在了解急救医学现状时,首先有必要将急诊医学、急救医学与急症的定义及相互关系加以理解,认识与统一,以利于学科的发展。"急救"的含义是抢救生命,改善病况和预防并发症时采取的紧急医疗救护措施;而"急诊"则是紧急地或急速地为急性患者或伤病员诊查、察看和诊断及应急的处理。从英语角度看急救为"first-aid",急诊为"emergency call",而两者均可称为"emergency treatment"。从广义角度看,急诊医学作为一个新的专用名词,包含了更多的内容,特别是目前国际已广泛推行组织"急诊医疗体系",它把院前急救、医院急诊科急救和各 ICU 三个部门有机联系起来,就是为了让危重急症得到快捷而最有效的救治,提高抢救的成功率和危重患者生存的质量,降低病死率和致残率。因此急诊医学包括了急救医学等几种专业。

急救医学的对象是危重急症,为此目前受到世界各国的普遍关注。在许多经济发达国家更为重视发展急救医学。由于重视急救医学研究,发展了急救器材和运输工具,训练了一支快速反应、技术优良的急救队伍,使得伤死率下降。

20 世纪 50 年代中期,我国大中城市开始建立急救站,重点是院外急救,卫生部(现卫健委)于 1980 年颁布《加强城市急救工作》的文件;1983 年又颁布了《城市医院急诊室(科)建立方案》,明确提出城市综合性医院要成立急诊科;1986 年 11 月通过了《中华人民共和国急救医疗法》(草案第二稿)。20 世纪 90 年代卫生部组织的等级医院评审中将急诊科列为重要评审指标。1987年成立了中华急诊医学分会,设有若干专业组如院前急救组、危重病急救组、小儿急救组、创伤灾害组、急性中毒急救组等。全国还成立了中国中西医结合急救医学会,急诊、急救医学期刊不断出现,如《中国急救医学》《中国危重病急救杂志》《中国中西医结合急救杂志》《急诊医学》。

各医科院校相继设立了急诊医学临床课教学,急救医学专业著作、手册不断问世。国内急救模式不断出现,如上海、北京、广州、重庆各具特色的急救模式,为人民健康作出了积极贡献。

各大医院的急诊科、急救科均由原来支援型向自主型转化。"120"已成为市民的"生命之星"。但是,目前我国的急救工作无论是管理水平、急救医疗服务体系,还是急救人员的专业化(一专多能)素质都还较薄弱,这些都有待我们去努力奋斗,加强急救医疗服务管理,积极探索抢救垂危生命的难点,如心、肺、脑复苏,多器官功能失常与衰竭的救治,急性中毒救治和群体伤的救治组织指挥等。

第二节　危重病情判断及急救工作方法

一、急救的主要病种

(一)心跳、呼吸骤停

及时、正确和有效的现场心肺复苏,是复苏成功的关键。快捷有效的进一步生命支持和后续救治可提高复苏成功率,减少死亡率和致残率。

(二)休克

休克患者的早期诊断,尤其是休克病因的早期确定是纠正休克的关键,及时有效地纠正休克可降低死亡率。

(三)多发创伤

及时发现多发创伤的致命伤并进行有效的急救处理,就可防止发生休克、感染和严重的并发症。

(四)心血管急症

心血管急症如急性心肌梗死、急性心律失常、急性心功能不全、高血压危象等,若能及时诊断和有效地处理,对患者预后的改善十分重要。

(五)呼吸系统急症

呼吸系统急症如哮喘持续状态、大咯血、成人呼吸窘迫综合征、气胸是急救中必须充分认识和正确处理的。

(六)神经系统急症

脑血管意外是急救中死亡率最高的危象急症,在急救的早期及时认识脑水肿并给予及时有效的处理是降低死亡率的关键之一。

（七）消化系统急症

消化道大出血、急性腹痛,尤其是出血坏死性胰腺炎和以腹痛为主诉的青年女性宫外孕破裂出血等,诊断要及时。

（八）内分泌急症

内分泌急症如糖尿病酮症酸中毒、各种危象等,要及时救治,尤其是糖尿病患者的低血糖需警惕。昏迷是一个需多科参加鉴别诊断的危象急症,要重视急性中毒、脑血管急症所致昏迷的快速诊断与救治。

二、急救处理原则

急救医学是一门综合性学科,处处存在灵活性,需要急诊医师在病情危急、环境又差的条件下进行处理,应根据实际病情作出去伪存真的分析,施行最有效的急救处理,其原则如下。

（一）首先判断患者是否有危及生命的情况

急救学强调预测和识别危及生命的情况,不重于确定诊断,而重于注意其潜在的病理生理改变,以及疾病动态发展的后果,考虑如何预防"不良后果"的发生。

（二）立即稳定危及生命的情况

对危及生命的情况,必须立即进行直接干预和处理,以使病情稳定,对预期可能会演变为危及生命的情况也必须干预。急救学十分重视严密监测危重病的病情变化,并随时采取有效的急救处理。

（三）优先处理患者

当前最为严重的急救问题是急救强调时效观念,更强调首先处理危及生命最为严重的情况。

（四）去伪存真,全面分析

急救时,急诊医师应从危重患者的主诉、阳性及阴性体征和辅助检查结果中,找出产生危重病症的主要矛盾,但切记不应为假的现象和检查的误差所迷惑,头脑应保持清醒,要进行全面分析。

（五）选择辅助检查

选择辅助检查要有针对性和时限性。

（六）病情的估计

对病情的估计要实事求是,向患者或家属交代病情应留有余地。

（七）急救工作应与其他科室医师充分合作

急救中加强科与科、医师与医师之间的合作,有关问题进行必要的紧急会诊,有利于解决急救中的疑难问题。

（八）重视急救中的医疗护理文书工作

急救的医疗、护理文书具有法律效力,因此记录时间要准确,内容要实事求是。

（九）急救工作中加强请示报告

急救工作涉及面广,政策性强,社会舆论对此比较敏感,加强急救工作请示报告可避免失误和有利于急救管理。

三、危重患者抢救制度

(1)对危重伤病员的急救,必须分工明确,紧密配合,积极救治,严密观察,详细记录。抢救结束还要认真总结经验。

(2)建立健全抢救组织,大批伤员的抢救,由院领导主持,医务部(处)组织实施。如超出本院的救治能力,应由院医疗值班人员立即与有关卫生部门或兄弟单位联系,共同开展抢救工作。

(3)各科内危重伤病员的抢救,由科主任、正(副)主任医师或主治医师组织实施。急诊当班医师接诊危重伤病员抢救时,应积极主动及时有效地采用急救措施。有困难时及时向院医疗值班和科主任报告,同时速请相关科室会诊。

(4)对危重患者应先行抢救,后办理手续。

(5)各科室的急救室或监护室的药品、器材应定位放置,专人保管,定期检查,经常保持完好状态。

(6)急救室或监护室内应有常见急危重病的抢救预案,医护人员应熟练掌握常用抢救技术和仪器的使用。

(7)遇到院外抢救,要确切弄清情况(时间、地点、单位、伤病情况和人数等),立即报告院领导或医务部(处),由医院迅速组织力量,尽快赶到现场抢救,对重大灾害事故的医疗救援,应立即报告上级卫生行政部门。

第三节　院前医疗急救专业概述

一、院前急救的特点

一是病种广泛而复杂,有关资料分析表明,院前急救以心脑血管急症和创伤患者为最多,春季以心脑血管疾病为多,冬季以呼吸道急症为多,交通事故的创伤以夜间为多,昏迷为院前急救常见急症;二是院前急救的现场情况复杂多变,可在工厂、机关、学校、山区、农村、家庭等;三是院前急救的时间无规律,危重病症的发生无时间规律,故担任院前急救的医务、勤杂人员应处于24 h坚守岗位的待命状态。

二、院前急救的原则

一是只救命,不治病,它是处理疾病或创伤的急性阶段,而不是治疗疾病的全过程;二是处理成批伤病员时或在灾害性事故中,首先要做准确的检伤分类,并按照患者的轻重缓急,给予相应急救处理。

三、院前急救管理

（一）现场急救管理

现场急救是院前急救的首要环节,是整个急救医疗体系的第一关,其管理质量的高低直接影响着伤病员的生存率和致残率。主要工作如下:①维持呼吸系统功能:吸氧,清除口腔分泌物和吸痰,应用呼吸兴奋药和人工呼吸。②维持循环系统功能:包括高血压急症、急性心力衰竭、急性心肌梗死、危重的心律失常和各种休克的急救处理,心搏骤停的心肺复苏术等。③维持中枢神经系统功能:心肺脑复苏的脑功能保护,脑血管急诊和颅脑外伤的脑水肿,降低颅内压,防止脑疝。④急性中毒的毒物清除和生命支持及对症处理。⑤多发创伤的止血、包扎、固定、搬运。⑥急救中的对症处理,如止痉、止痛、止吐、止喘、止血等。

（二）急救转运管理

院前急救应该重视合理的转运技术。①搬运管理:搬运的常用工具是担架,要根据患者的病情使用合适的担架,搬运时要注意平稳,防止患者跌落,骨科患者应该固定后搬运,遇有颈、腰椎伤的患者必须3人以上同时搬运。②运输管理:危重伤病员经现场急救处理后,如何进行转运是院前急救成败的关键之一。下列几点要特别重视:防颠簸、防窒息、防出血、防继发伤,加强监护及有效的对症处理。

四、急救中要注意的问题

(1)一切以有利于抢救患者为根本原则。急诊工作比较复杂,条文规章不可能把千变万化的情况完全包括进去。因此,在急诊工作中,既要按制度办事,又要机动灵活。总之,要把一切有利于抢救患者作为根本原则,确保急救、急诊通道畅通。

(2)分清轻重缓急,做到急症急治。杜绝不急现象的发生,任何时候要把急、重、危患者的抢救放在首位,克服麻痹和懈怠思想,不得以任何理由延误抢救时机。

(3)切忌诊断与治疗脱节,坚持边检查边抢救。对一般情况较差、生命指征不稳定的危重疑难患者,在诊断未明的情况下,应及时采取抗休克、补液、吸氧等应急对症处理措施,不能消极地等待化验及检查报告而丧失抢救时机。

(4)对病情的估计要实事求是,留有余地。因为急救、急诊病情复杂、变化快,有时难以预料。所以在向患者或家属交代病情时,不能轻易下"没问题""没危险""不要紧""不会死"的结论,以免病情突变,家属毫无思想准备而出现不必要的误解和纠纷。

(5)重视患者和家属的主诉,切忌主观、武断、先入为主、自以为是。一般来说,患者的病情,本人和家属最清楚。因此,在诊疗过程中应该注意倾听患者和家属的陈述,及时前去查看,仔细检查病情的变化。决不能不耐烦甚至训斥患者和家属,要有爱心,还要耐心、细心。

(6)不准在患者或家属面前讲病情和议论同行及外院诊疗失误情况。疾病有一个发生、发展和演变的过程,疾病的治疗也有一个过程。对疾病的诊治,医务人员之间有不同意见也是正常的,但是在患者或家属面前讲,有时就会引起不必要的麻烦、误解,甚至纠纷。更不得为抬高自己而当着患者和家属的面指责同行和外院。

(7)从事急救、急诊工作的医护人员要认真学习,虚心求教,遇到不懂的问题,不会处理或处理没有把握时,一定要及时请示上级医师,切忌不懂装懂,以致误诊、误治、贻误病情,造成难以挽救的后果。

（8）当前各医疗单位要加强对配合急诊科（室）工作的相关科室，如挂号、收费、药房、检验、放射、特检等科室的急诊意识的教育，为急诊患者提供快捷、优质的服务。各医疗单位都要制订这些相关科室的服务规范，对外公布，接受监督。

（9）遇有急诊患者携款不足或遭受突发灾害时，要做到"三先一后"，即先检查、先诊断、先治疗抢救、后补办手续缴纳钱款；当遇到急诊患者病情危重又无人陪时，要派专人代办手续，及时诊断、治疗、抢救，对需要手术的患者，院负责人代为签字，敢于负责。

（10）稳定急救队伍，各级卫生部门和各医院的领导要关心爱护从事急救、急诊工作的医护员工。要提高其待遇，帮助解决生活中的困难，解除后顾之忧，优先安排外出学习和进修。加强安全保卫工作，要有相应的防范措施，避免他们在从事急救、急诊时受到意外伤害，并对在急救、急诊工作中做出突出成绩的医护人员给予表彰和奖励。

第二章 常用急救诊疗技术

第一节 气管切开术

气管切开术(tracheotomy)是切开颈段气管前壁并插入气管套管,使患者可以经过新建立的通道进行呼吸的一种手术。

一、适应证

喉阻塞:如喉部炎症、肿瘤、外伤、异物等原因引起的喉阻塞,呼吸困难明显而病因不能消除者;重症患者因下呼吸道分泌物阻塞而不能自行咳嗽排出者;需长期进行人工通气者;预防性气管切开术:作为口腔、咽、喉,或颈部大手术的辅助手术。

二、术前准备

器材准备:吸引器、气管切开手术包(内有各种型号气管套管、手术刀、气管扩张器、甲状腺拉钩、持针器、缝合针、缝线、探针、小剪刀、针头、鼠齿钳、治疗巾、方巾、纱布、胶管、弯盘、巾钳等)、简易呼吸器、面罩、照明设备等,气管切开导管的选择:气管导管有金属、塑料、硅胶等材料及分为大、中、小3种型号,根据年龄、体型选择不同种类。

三、操作要点

(一)体位

一般取仰卧位,肩部垫高,头后仰,使气管上提并与皮肤接近,便于手术时暴露气管。若后仰导致呼吸困难加重,则可使头部稍平,或待切开皮肤分离筋膜后再逐渐将头后仰。如呼吸困难严重不能平卧时,可采用半坐位或坐位,但暴露气管比平卧时困难。头部由助手扶持,使头颈部保持中线位。

(二)消毒与麻醉

常规消毒(范围自下颌骨下缘至上胸部)、铺巾,用2%利多卡因溶液于颈前中线做局部浸润麻醉,自甲状软骨下至胸骨上切迹。病情十分危急时,可不消毒麻醉而立即做紧急气管切开术。

（三）切口

有纵切口和横切口。多采用正中纵切口。术者站于患者右侧，以左手拇指和中指固定环状软骨，示指抵住甲状软骨切迹，在甲状软骨下缘至胸骨上缘之上 1 cm 之间，沿颈正中线切开皮肤与皮下组织（切口长度 4～5 cm），暴露两侧颈前带状肌交界的白线。为使术后瘢痕不显著，也可做横切口，即在环状软骨下约 3 cm 处，沿皮肤横纹横行切开长 4～5 cm 的皮肤、皮下组织。

（四）分离气管前组织

用血管钳沿中线分离组织，将胸骨舌骨肌及胸骨甲状肌向两侧分开。分离时，可能遇到怒张的颈前静脉，必要时可切断、结扎。如覆盖于气管前壁的甲状腺峡部过宽，在其下缘稍行分离后，用拉钩将峡部向上牵引，需要时可将峡部切断、缝扎，以便暴露气管。在分离过程中，切口双侧拉钩的力量应均匀，并常以手指触摸环状软骨及气管，以便手术始终沿气管前中线进行。注意不要损伤可能暴露的血管，并禁忌向气管两侧及下方深部分离，以免损伤颈侧大血管和胸膜顶而致大出血和气胸。

（五）确认气管

分离甲状腺后，可透过气管前筋膜隐约看到气管环，并可用手指摸到环形的软骨结构。确认有困难时，可用注射器穿刺，视有无气体抽出，以免在紧急时把颈部大血管误认为气管。在确认气管已显露后，尽可能不分离气管前筋膜，否则，切开气管后，空气可进入该筋膜下，并进入纵隔导致纵隔气肿。

（六）切开气管

确定气管后，于第 3～4 软骨环处，用尖刀于气管前壁正中自下向上挑开两个气管环。尖刀切勿插入过深，以免刺伤气管后壁和食管前壁，引起气管食管瘘。切口不可偏斜，否则插入气管套管后容易将气管软骨环压迫塌陷；切开部位过高易损伤环状软骨而导致术后瘢痕性狭窄。如气管套管需留置时间较长，为避免软骨环长期受压坏死或发生软骨膜炎，可将气管前壁切成一圆形瘘孔。

（七）插入气管套管

切开气管后，用弯血管钳或气管切口扩张器插入切口，向两侧撑开。此时即有大量黏痰随刺激性咳嗽咳出，用吸引器充分吸净后，再将带有管芯的套管外管顺弧形方向插入气管，并迅速拔出管芯，放入内管。若有分泌物自管口咳出，证实套管确已插入气管；如无分泌物咳出，可用少许纱布纤维置于管口，视其是否随呼吸飘动；否则，即为套管不在气管内，需拔出套管重新插入。

（八）创口处理

套管插入后，仔细检查创口并充分止血。如皮肤切口过长，可缝合 1～2 针，一般不缝下端，因下端缝合过紧，气管套管和气管前壁切口的下部间隙可有空气溢出至皮下组织而致皮下气肿。将套管两侧缚带系于颈后部固定，注意松紧要适度，不要打活结，以防套管脱出而突然窒息。最后在套管底板下垫一消毒剪口纱布。

有时在行气管切开术前，可先插入支气管镜或气管插管，以维护气道通畅，以便有充裕的时间施行手术，并使寻找气管较为方便。

四、紧急气管切开术

适用于病情危急、需立即解除呼吸困难者。方法是以左手拇指和中指固定喉部,在正中线自环状软骨下缘向下,一次纵行切开皮肤、皮下组织、颈阔肌,直至气管前壁,在第2～3气管软骨环处向下切开2个软骨环,立即用血管钳撑开气管切口,或用刀柄插入气管切口后再转向撑开,随后迅速插入气管套管,呼吸道阻塞解除后,按常规方法处理套管和切口。

五、注意事项

(一)应注意气管切开的正确部位

在气管两侧、胸锁乳突肌的深部,有颈内静脉和颈总动脉等重要血管。在环状软骨水平,上述血管距中线位置较远,向下逐渐移向中线,于胸骨上窝处与气管靠近。气管切开术应在以胸骨上窝为顶、胸锁乳突肌前缘为边的安全三角区内沿中线进行,不得高于第二气管环或低于第五气管环。

(二)选择合适的气管套管

术前选好合适的气管套管是十分重要的。气管套管分外管、内管和管芯3个部分,应注意这3个部分的长短、粗细是否一致,管芯插入外管和内管插入外管时,是否相互吻合无间歇而又灵活。套管的长短与管径的大小,要与患者年龄相适合。一般成年女性用5号(内径9 mm、长度75 mm)、男性用6号(内径10 mm、长度80 mm)气管套管。在合理的范围内,应选用较粗的套管,它有以下优点:①减少呼吸阻力。②便于吸痰。③套管较易居于气管中央而不易偏向一侧。④气囊内注入少量气体即可在较低压力下使气管密闭。

(三)保证气管套管通畅

术后护理的关键是保证气管套管通畅。应随时吸除过多的和擦去咳出的分泌物,内管一般12 h清洗和煮沸消毒一次。如分泌物过多,应根据情况增加次数(4～6 h一次),但每次取出内管时间不宜过长,以防外管分泌物结成干痂堵塞,最好有同号的两个内管交替使用。外管10日后每周更换1次。外管脱出或临时、定期换管时,应注意:①全部换管用具及给氧急收药品、器械,都应事先准备好。②换管给高浓度氧吸入。③首先吸净咽腔内分泌物。④摆好患者体位,头颈位置要摆正,头后仰。⑤术后1周内,气管软组织尚未形成窦道;若套管脱出或必须更换时,重新插入可能有困难,要在良好照明下,细心地将原伤口扩开,认清方向,借助于气管切开扩张器,找出气管内腔,而后送入。套管外有气囊者,若病情允许,每4 h放气15 min,再重新充气。

(四)维持下呼吸道通畅

室内应保持适宜的温度(22℃)和湿度(相对湿度90％以上),以免分泌物干稠结痂堵塞套管和减少下呼吸道感染的机会。可用1～2层无菌纱布以生理盐水湿润后覆盖于气管套管口。每2～4 h向套管内滴入数滴含有抗生素、糜蛋白酶或1％碳酸氢钠溶液,以防止气管黏膜炎症及分泌物过于黏稠。

(五)防止套管阻塞或脱出

气管切开后患者再次发生呼吸困难,应考虑如下3种原因,并及时处理:①套管内管阻塞:

迅速拔出套管内管,呼吸即可改善,说明内管阻塞,清洁后再放入。②套管外管阻塞:拔出内管后仍无呼吸改善,滴入抗生素药液,并吸出管内渗出分泌物后呼吸困难即可缓解。③套管脱出:脱管的原因多见于套管缚带太松,或是气囊漏气,或为活结易解开;套管太短或颈部粗肿;皮下气肿及剧烈咳嗽、挣扎等;如脱管,应立刻重新插入,应经常检查套管是否在气管内。

(六)防止伤口感染

每日至少更换消毒剪口纱布和伤口消毒一次,并酌情应用抗生素。

(七)拔管

如气道阻塞或引起呼吸困难的病因已去除后,可以准备拔管。先可试行塞管,用软木塞先半堵,后全堵塞套管各12~24 h(堵管24~48 h),使患者经喉呼吸,患者在活动与睡眠时呼吸皆平稳,方可拔管,拔管时做好抢救准备。拔出套管后,用蝶形胶布将创缘拉拢,数日内即可愈合;如不愈合,再考虑缝合。拔管后1~2天仍应准备好气管切开器械与气管套管,以防止拔管后出现呼吸困难,重插使用。拔管困难的原因,除因呼吸困难的原发病未愈外,还可能为气管软骨塌陷、气管切口部肉芽组织向气管内增生、环状软骨损伤或发生软骨膜炎而致瘢痕狭窄,也可因带管时间长,拔管时患者过于紧张与恐惧的精神因素而发生喉痉挛等。需针对不同情况予以相应处理。

六、术后并发症的防治

(一)皮下气肿

皮下气肿最常见。多因手术时气管周围组织分离过多、气管切口过长或皮肤切口下端缝合过紧等所致。切开气管或插入套管时发生剧烈咳嗽,易促使气肿形成。吸气时气体经切口进入颈部软组织中,沿肌肉、筋膜、神经、血管壁间隙扩散而达皮下。轻者仅限于颈部切口附近,重者蔓延至颌面部、胸、背、腹部等。皮下气肿一般在24 h内停止发展,可在1周左右自行吸收。严重者应立即拆除伤口缝线,以利气体逸出。范围太大者应注意有无气胸或纵隔气肿。

(二)气胸与纵隔气肿

呼吸极度困难时,胸腔负压很大而肺内气压很小,气管切开后,大量空气骤然进入肺泡,加上剧烈咳嗽,肺内气压突然剧增,可使肺泡破裂而成气胸。手术时损伤胸膜顶也是直接造成气胸的原因。过多分离气管前筋膜,气体可由此进入纵隔致纵隔气肿。少量可自行吸收,严重者可行胸腔穿刺排气或引流;纵隔气肿可由气管前向纵隔插入钝针头或塑料管排气。

(三)出血

出血分为原发性出血和继发性出血。原发性出血较常见,多因损伤颈前动脉、静脉、甲状腺等,术中止血不彻底或血管结扎线头脱落所致。术后少量出血,可在套管周围填入无菌纱条,压迫止血。若出血多,立即打开伤口,结扎出血点。继发性出血较少见,其原因为:气管切口过低,套管下端过分向前弯曲磨损无名动脉、静脉,引起大出血。遇有大出血时,应立即换入带气囊的套管或麻醉插管,气囊充气,以保持呼吸道通畅的同时采取积极的抢救措施。

(四)拔管困难

其原因见前述。应行喉镜、气管镜检查、喉侧位 X 线片等,了解气管套管位置是否正常、气道局部有无感染,查明原因加以治疗。

（五）气管切开段再狭窄

拔管后气管切开段结缔组织增生，瘢痕挛缩，可导致气管切开段再狭窄。

（六）其他

可能有伤口与下呼吸道感染、气管食管瘘、气管狭窄、气管扩张和软化等。

第二节　气管插管术

将合适的导管插入气管内的操作称为气管插管术。它是建立人工通气道的可靠径路。其作用有：①任何体位下均能保持呼吸道通畅。②便于呼吸管理或进行辅助或控制呼吸。③减少无效腔和降低呼吸道阻力从而增加有效气体交换量。④便于清除气管支气管分泌物或脓血。⑤防止呕吐或反流致误吸窒息的危险。⑥便于气管内用药（吸入或滴入），以进行呼吸道内的局部治疗。

一、适应证

主要用于：①呼吸心搏骤停。②呼吸衰竭、呼吸肌麻痹和呼吸抑制者。③为保持呼吸道通畅，便于清除气管、支气管内分泌物，为供氧呼吸器使用及气管内给药等提供条件。但有喉头水肿、急性咽喉炎、喉头黏膜下血肿、颈椎骨折、主动脉瘤压迫或侵犯气管壁者，为相对禁忌证。

二、术前准备

（一）器械

喉镜、气管导管（套囊是否完好）、导管芯、牙垫、吸痰管与吸引器、注射器、听诊器、润滑油、胶布、简易呼吸器、面罩等。选择合适导管：一般经口腔插管，男性可选用F36～40号、女性可用F32～38号气管导管；1岁以上小儿，按导管口径（F）＝年龄（岁）＋18选用。

（二）患者

清除患者口、鼻、咽内分泌物，血液或胃反流物；取下义齿，清醒患者应先做好解释工作，以消除心理紧张，同时给予适当的镇静剂或肌松剂；插管前患者面罩给氧1～2 min。

三、操作要点

根据插管的途径，插管术可分为经口腔和经鼻腔插管；亦可根据插管时是否用喉镜显露声门，分为明视插管和盲探插管；患者清醒，在表面麻醉下进行插管，为清醒插管；还可行全麻下插管等。但临床急救中最常用的是经口腔明视插管术，其方法如下。

（1）患者仰卧，头后仰，颈上抬，使口、咽部和气管成一条直线以便直视插管。

（2）不论操作者右利或左利，都应用右手拇指推开患者下唇和下颌，示指抵住上门齿，必要时使用开口器。左手持喉镜沿右侧口角进入口腔，压住舌背，将舌体推向左侧，镜片得以移至口腔中部，显露悬垂。再沿咽部自然弧度慢推镜片使其顶端抵达舌根，即可见到会厌。进镜时注意以左手腕为支撑点,千万不能以上门齿作为支撑点。

(3)弯型镜片前端应放在舌根部与会厌之间,向上提起镜片即显露声门,而不需直接挑起会厌;直型镜片的前端应放在会厌喉面后壁,需挑起会厌才能显露声门。

(4)直视下插入气管导管:右手以握笔式持气管导管(握持部位在导管的中后 1/3 段交界处),斜口端朝左对准声门裂,沿喉镜片压舌板凹槽送入,至声门时轻旋导管进入气管内,此时应同时取出管芯。把气管导管轻轻送至距声门:成人 4～6 cm,儿童 2～3 cm。安置牙垫,拔出喉镜。

(5)确定气管导管插入深度:通常成人门齿至气管隆凸距离为 22～23 cm,插管深度以隆凸上 1～2 cm 为最佳位置。

(6)确定导管是否在气管内,①出气法:按压患者双侧胸部,听和看导管开口是否有温热气流呼出。②进气法:用简易人工呼吸器压入气体观察双侧胸廓是否均匀抬起,同时听诊两侧肺有无对称的呼吸音,而上腹部无气过水声,以确定导管已在气管内。

(7)固定导管:确定导管在气管内以后再进行固定,顺序为先内再外而固定。①内固定:往气管导管前端的套囊内充气 5～10 mL,然后夹紧。②外固定:然后用两条胶布十字交叉,将导管固定于患者面颊部;第一条胶布应把导管与牙垫分开缠绕一圈后,再将两者捆绑在一起。

(8)每次操作时,中断呼吸时间不应超过 30～45 s。如一次操作未成功,应立即给予面罩纯氧通气,然后重复上述步骤。

第三节　心包穿刺术

一、适应证

(一)诊断性穿刺

心包腔积液压迫症状不严重,需检查积液性质以明确诊断者。

(二)治疗性穿刺

心包腔积液,且有明显的心脏压塞症状需穿刺放液以缓解症状者,或需抽脓冲洗,注入治疗药物者。

二、操作步骤

(一)穿刺部位

先叩诊心浊音界,或在超声波引导下穿刺。常用穿刺点有以下几处。

(1)心尖部穿刺点:一般在左侧第 5 肋间心绝对浊音界内侧约 2 cm 处,由肋骨上缘进针,针尖方向向内、向后、稍向上并指向脊柱方向,缓慢刺入心包腔内。

(2)剑突下穿刺点:剑突下与左肋缘交角区,穿刺针从剑突下、前正中线左侧刺入,针头与腹壁从 30°～40°角,针尖方向向上、向后并稍向左沿胸骨后壁进针。

（3）右胸前穿刺点：右胸第 4 肋间心绝对浊音界内侧 1 cm 处，穿刺针向内、向后指向脊柱推进。

（二）体位

患者取坐位或半坐卧位，位置要舒适。

（三）确定穿刺点

术者再一次检查心界，确定穿刺点，穿刺点可用甲紫在皮肤上标记。

（四）消毒

术者戴帽子、口罩及无菌手套，常规消毒皮肤，铺巾。

（五）麻醉

用 1%～2% 利多卡因溶液 2～3 mL 以小号针头刺入皮肤后，按上述进针方向。缓慢进针，边进针，边回抽，边注射作局部浸润麻醉。穿过心包膜时针尖有"落空感"，如抽出液体后不再注射麻醉药，并记录进针方向与深度，然后拔出局麻针。

（六）进针

将针尾带有胶皮管的穿刺针由穿刺点刺入皮肤（胶皮管先以止血钳夹住），穿刺进针方法同上，进入心包腔后可感到心脏搏动而引起的震动，此时应稍退针，避免划伤心肌。助手立即用血管钳夹住针头以固定深度，术者将注射器套于穿刺针的胶皮管上，然后放松胶皮管上的止血钳，缓慢抽吸液体，记录液体量，留标本送检。

（七）术毕

拔出针头，针孔处局部消毒，以无菌纱布覆盖，胶布固定，嘱患者卧床休息。

三、注意事项

（1）术前应向患者作好解释以消除顾虑，并嘱患者在穿刺时切勿咳嗽或深呼吸。

（2）穿刺点要合适，进针方向要准确，深度要适当。一般进针深度心尖部穿刺点为 3～5 cm，剑突下穿刺点为 4～7 cm，同时应视积液多少和心浊音界大小而定。左侧有胸膜增厚、左侧胸腔积液或心包积脓时常选择剑突下穿刺点，心包积液以右侧较多，心脏向右扩大者仅选择右胸前穿刺点。

（3）第一次穿刺最好按超声检查测定的位置和深度进行，或在超声波引导下穿刺，较安全、准确。

（4）穿刺针头接管应保持轻度负压，边进针边抽吸，直至抽出液体。若未能抽出液体，又未触到心脏搏动，应缓慢退回针头后改变进针方向重新穿刺，切忌盲目反复试抽。

（5）首次抽液量不宜超过 100～200 mL，再次抽液时一般也不宜超过 300～500 mL。抽液速度不宜过快、过多，以免因使大量血液回心而导致肺水肿。但在化脓性心包炎时，应每次尽量抽尽脓液。

（6）术中和术后均应密切观察呼吸、血压、脉搏等的变化。如术中患者出现面色苍白、气促、出汗、心悸等症状，立即停止手术，并做相应处理。如抽出血性液体，应暂停抽液，检查进针方向与深度，并观察抽出血性液体在干燥试管中是否凝固，如血性液体不久即凝固，表示很可能来自心脏，应立即终止手术。

第四节　胸膜腔穿刺术

一、适应证

(一)诊断性穿刺

胸腔积液性质待定,需穿刺抽取积液作实验室检查者。胸部外伤后疑有血气胸,需进一步明确者。

(二)治疗性穿刺

渗出性胸膜炎积液过多,久不吸收,或持续发热不退,或大量积液(或积血)或积气,影响呼吸、循环功能,进行放液(或抽气)治疗或注入药物,或脓胸抽脓治疗并注入药物。

二、操作步骤

(1)胸腔积液患者嘱面向椅背坐于椅上,双手前臂置于椅背上,前额枕于前臂。危重症者,取仰卧或半卧位,将前臂置于枕部,行患侧胸腔穿刺。

(2)穿刺点应取胸部叩诊实音最明显处进行,或通过 X 线或超声检查定位。一般在肩胛下角第 7～9 肋间,或腋中线第 6～7 肋间,或腋前线第 5 肋间为穿刺点。包裹性积液穿刺部位应结合 X 线透视或超声检查决定穿刺点。穿刺点可用甲紫在皮肤上标记。

(3)气胸抽气,一般取半卧位,穿刺点取第 2～3 肋间锁骨中线处,或第 4～5 肋间腋前线处。

(4)术者戴口罩、帽子及无菌手套,穿刺部位皮肤常规消毒,铺洞巾。用 1%～2% 利多卡因溶液 2～3 mL。沿穿刺点肋间的肋骨上缘进针,边进针边注入麻醉药作逐层浸润麻醉至胸膜。并刺入胸腔,试抽胸腔积液,记录针头刺入深度,作为抽液时的参考。

(5)将针尾带有胶皮管的穿刺针由穿刺点刺入皮肤(胶皮管先以止血钳夹住),针尖缓慢穿过壁层胸膜进入胸腔时,可感到针尖抵抗突然消失的"落空感"。接上注射器,松开止血钳,抽吸胸腔内积液。注射器抽满后,夹紧胶皮管,取下注射器,将液体注入容器中,以便计量或送检。如此反复。

(6)抽液完毕,需胸腔内注药者可注入适量药物,然后拔出穿刺针,针孔处局部消毒,以无菌纱布按压 1～3 min,用胶布固定,嘱患者卧床休息。

三、注意事项

(1)操作前应向患者说明穿刺的目的,以消除其顾虑。

(2)麻醉必须深达胸膜,进针不宜过深或过浅,过高或过低。应避免在第 9 肋间隙以下穿刺,以免穿透膈肌损伤腹腔脏器。每次排出注射器内液体时均应夹紧胶皮管,以防空气进入胸膜腔。

(3)一次抽液不可过多、过快。诊断性穿刺抽液一般为 50～100 mL。以减压为目的时,第

1次不宜超过600 mL,以后每次不要超过1 000 mL。感染性胸腔积液应一次尽量抽净。创伤性血胸穿刺时,宜间断放出积血,随时注意血压,并加快输血输液速度,以防抽液过程中突然发生呼吸循环功能紊乱或休克。

(4)穿刺过程中应避免患者咳嗽及体位转动,必要时可先服可待因。术中若出现连续咳嗽、咳泡沫样痰等现象或头晕、面色苍白、眼花、出冷汗、胸闷、昏厥等胸膜变态反应,应立即停止抽液,让患者平卧。观察血压、呼吸、脉搏情况,必要时皮下注射0.1%肾上腺素0.3~0.5 mL或进行其他对症处理。

(5)危重伤病员穿刺时,一般取平卧位,不宜因穿刺而过多改变体位。

第五节　急诊介入治疗

介入治疗技术在危重病的急救中已得到广泛应用。其治疗范围包括各种原因造成的急性大出血、急性闭塞性血管病变、急性炎症、急性非血管管腔狭窄等。此项技术的特点是应用于外科处理有禁忌证或有较大的盲目性和危险性而内科处理疗效不佳者。常需6~24 h内紧急进行诊断处理。

一、开展介入治疗基本条件

(一)影像设备

数字减影血管造影(DSA)机,部分工作可在CT机、胃肠机上完成。

(二)消耗材料

各种穿刺针、造影导管、多功能引流管、血管及非血管支架、下腔静脉滤器、经颈内静脉肝内门体分流术(TIPS)穿刺系统等。

(三)栓塞材料

吸收性明胶海绵、聚乙烯醇PVA微球、弹簧钢圈、碘化油等。

(四)常备药物

抗凝剂、溶栓药、止血剂、抗生素、镇痛药、升压药、糖皮质激素、造影剂、止吐药、镇静药、硝酸甘油类、抗心律失常药、呼吸兴奋剂等。

(五)辅助设施

供氧系统、负压吸引装置、生命体征监护装置(血压、心率、心电、氧饱和度等)、除颤器、气管插管器械、麻醉机等。

(六)人员条件

专业介入医师、护士、技术员。

(七)科室间的合作

外科、麻醉科、放射介入科、重症监护室等。

二、介入诊断和治疗的范围

（一）急性出血性疾病

1.创伤性大出血

创伤性大出血多见于交通伤、工伤事故等。当患者出现失血性休克，难以承受手术创伤和术前麻醉，且出血部位术前难以确定；手术有较大的盲目性，如腹膜后血肿、骨盆骨折造成失血性休克等情况时，通过血管造影既可明确出血部位，又可通过导管注入栓塞剂，进行止血治疗。但同时应积极抗休克，补充血容量。

2.门静脉高压合并上消化道出血

内科常采用止血药物，三腔管压迫止血及内镜食管下段扩张静脉套扎术。外科多采用手术治疗。20 世纪 80 年代后期，采用的经颈静脉肝内门体分流术（transjugular intrahepatic porto-systemic shunt，TIPS），是门静脉高压引起上消化道大出血较理想的治疗方法，特别适用于肝移植患者的术前准备。同时介入治疗可通过经皮经肝穿刺门静脉插管，进行选择性栓塞局部血管达到止血目的，但此方法由于门静脉高压病因未解除，出血可能再度复发。

3.消化道肿瘤及溃疡病大出血

尤其对不能手术治疗的晚期肿瘤患者，介入治疗出血不失为一项行之有效的治疗措施。

4.术后大出血

可采用微导管技术，行超选择性血管插管达到止血目的。

5.妇产科大出血

其多见于子宫肿瘤、异位妊娠、产后出血及功能性子宫出血等。由于双侧子宫动脉间有较丰富的交通支，介入栓塞止血时常需闭塞双侧子宫动脉，一般较安全。

6.大咯血

大咯血常见于肺部疾病，如肺癌、肺结核、肺动静脉瘘、支气管扩张症等。通过介入治疗行支气管动脉栓塞可取得很好的近期疗效，为进一步治疗创造条件和赢得时间。

7.脑出血

脑出血常见于脑血管畸形和脑动脉瘤破裂出血等。通过介入治疗采用微弹簧圈或生物胶栓塞，可取得满意疗效，目前已在临床得到广泛应用。

（二）急性血管闭塞性疾病

通过选择性或超选择性插管局部溶栓治疗，是目前此类疾病的主要治疗手段之一。

1.急性心肌梗死

如能在数小时之内行冠状动脉造影及溶栓治疗，可大大降低心肌梗死的病死率，而且溶栓开始的时间和溶栓的成功率密切相关。冠状动脉介入治疗（percutaneous coronary intervention，PCI）已在临床上较广泛地使用。

2.急性脑梗死的介入治疗

目前多主张在发病 6 h 的时间窗内行溶栓治疗，可取得满意疗效。

3.急性下肢动脉栓塞

通过介入手段既可了解血管闭塞的部位和范围，同时又可行局部溶栓治疗。还可采用各种消融取栓导管取出或粉碎栓子。

4.肝移植后肝动脉狭窄

处理方法主要是采用经皮穿刺血管扩张成形术(percutaneous transluminal angioplasty,PTA),若扩张不满意可使用金属内支架治疗。

(三)急性炎症

1.肝脓肿

通过经皮经肝穿刺放置脓肿引流管减轻脓腔内压力,可迅速缓解全身中毒症状。

2.急性化脓性梗阻性胆管炎

通过介入放射技术可达到胆汁外引流或内引流,缓解症状。对手术切除肿瘤有困难者,可作胆管金属内支架植入术,同时配合局部化疗。

3.急性坏死性胰腺炎

通过区域性动脉灌注疗法治疗急性坏死性胰腺炎,目前已取得理想疗效。

(四)急性支气管狭窄

急性支气管狭窄多见于大气管肿瘤、胸内甲状腺癌、纵隔肿瘤、淋巴瘤等,不能接受手术治疗且已造成呼吸困难者,可通过介入治疗采用金属内支架植入术,扩张狭窄的气管或支气管,改善局部通气。

第三章　呼吸系统常见急危重症

第一节　重症肺炎

肺炎是指终末气道、肺泡和肺间质的炎症,可由病原微生物、理化因素、免疫损伤、过敏及药物所致。细菌性肺炎是最常见的肺炎,也是非常常见的感染性疾病之一。

目前肺炎按患病环境分成社区获得性肺炎(community-acquired pneumonia,CAP)和医院获得性肺炎(hospital-acquired pneumonia,HAP),CAP是指在医院外罹患的感染性肺实质炎症,包括具有明确潜伏期的病原体感染而在入院后平均潜伏期内发病的肺炎。HAP也称医院内肺炎(nosocomial pneumonia,NP),是指患者入院时不存在,也不处于潜伏期,而于入院48 h后在医院(包括老年护理院、康复院等)内发生的肺炎。HAP还包括呼吸机相关性肺炎(ventilator associated pneumonia,VAP)和卫生保健相关性肺炎(healthcare associated pneumonia,HCAP)。CAP和HAP年发病率分别约为12/1 000人口和5~10/1 000住院患者,近年发病率有增加的趋势。肺炎病死率门诊肺炎患者小于1%~5%,住院患者平均为12%,入住重症监护病房(ICU)者约40%。发病率和病死率高的原因与社会人口老龄化、吸烟、伴有基础疾病和免疫功能低下有关,如慢性阻塞性肺病、心力衰竭、肿瘤、糖尿病、尿毒症、神经疾病、药瘤、嗜酒、艾滋病、久病体衰、大型手术、应用免疫抑制剂和器官移植等。此外,也与病原体变迁、耐药菌增加、HAP发病率增加、病原学诊断困难、不合理使用抗生素和部分人群贫困化加剧等有关。

一、病因和发病机制

正常的呼吸道免疫防御机制(支气管内黏液-纤毛运载系统、肺泡巨噬细胞等细胞防御的完整性等)使气管隆突以下的呼吸道保持无菌。是否发生肺炎决定于两个因素:病原体和宿主。如果病原体数量多,毒力强和(或)宿主呼吸道局部和全身免疫防御系统损害,即可发生肺炎。病原体可通过下列途径引起社区获得性肺炎:①空气吸入。②血行播散。③邻近感染部位蔓延。④上呼吸道定植菌的误吸。医院获得性肺炎还可通过误吸胃肠道的定植菌(胃食管反流)和通过人工气道吸入环境中的致病菌引起。病原体直接抵达下呼吸道后,滋生繁殖,引起肺泡毛细血管充血、水肿,肺泡内纤维蛋白渗出及细胞浸润。

二、诊断

(一)临床表现特点

1.社区获得性肺炎

(1)新近出现的咳嗽、咳痰或原有呼吸道疾病症状加重,并出现脓性痰,伴或不伴胸痛。

(2)发热。

(3)肺实变体征和(或)闻及湿啰音。

(4)白细胞计数$>10\times10^9/L$ 或$<4\times10^9/L$,伴或不伴细胞核左移。

(5)胸部 X 线检查显示片状、斑片状浸润性阴影或间质性改变,伴或不伴胸腔积液。

以上 1～4 项中任何 1 项加第 5 项,除外非感染性疾病可做出诊断。CAP 常见病原体为肺炎链球菌、支原体、衣原体、流感嗜血杆菌和呼吸病毒(甲、乙型流感病毒,腺病毒,呼吸合胞病毒和副流感病毒)等。

2.医院获得性肺炎

住院患者 X 线检查出现新的或进展的肺部浸润影加下列 3 个临床症候中的 2 个或以上可以诊断为肺炎。

(1)发热超过 38℃。

(2)血白细胞计数增多或减少。

(3)脓性气道分泌物。

HAP 的临床表现、实验室和影像学检查特异性低,应注意与肺不张、心力衰竭和肺水肿、基础疾病肺侵犯、药物性肺损伤、肺栓塞和急性呼吸窘迫综合征等相鉴别。无感染高危因素患者的常见病原体依次为肺炎链球菌、流感嗜血杆菌、金黄色葡萄球菌、大肠杆菌、肺炎克雷白杆菌等;有感染高危因素患者为金黄色葡萄球菌、铜绿假单胞菌、肠杆菌属、肺炎克雷白杆菌等。

(二)重症肺炎的诊断标准

不同国家制订的重症肺炎的诊断标准有所不同,各有优缺点,但一般均注重对客观生命体征、肺部病变范围、器官灌注和氧合状态的评估,临床医师可根据具体情况选用。以下列出目前常用的几项诊断标准。

1.中华医学会呼吸病学分会颁布的重症肺炎诊断标准

(1)意识障碍。

(2)呼吸频率≥30 次/分。

(3)$PaO_2<8.0$ kPa(60 mmHg)、氧合指数(PaO_2/FiO_2)<39.90 kPa(300 mmHg),需行机械通气治疗。

(4)动脉收缩压<12 kPa(90 mmHg)。

(5)并发脓毒症休克。

(6)X 线胸片显示双侧或多肺叶受累,或入院 48 h 内病变扩大≥50%。

(7)少尿:尿量<20 mL/h,或<80 mL/4 h,或急性肾衰竭需要透析治疗。符合 1 项或以上者可诊断为重症肺炎。

2.美国感染病学会(IDSA)和美国胸科学会(ATS)的诊断标准

具有1项主要标准或3项及以上次要标准可认为是重症肺炎,需要入住ICU。

(1)主要标准:①需要有创通气治疗。②脓毒症休克需要血管收缩剂。

(2)次要标准:①呼吸频率≥30次/分。②PaO_2/FiO_2≤250。③多叶肺浸润。④意识障碍/定向障碍。⑤尿毒症(BUN≥7.14 mmol/L)。⑥白细胞计数减少(白细胞<$4×10^9$/L)。⑦血小板减少(血小板<$100×10^9$/L)。⑧低体温(<36℃)。⑨低血压需要紧急的液体复苏。

说明:①其他指标也可认为是次要标准,包括低血糖(非糖尿病患者)、急性酒精中毒/酒精戒断、低钠血症、不能解释的代谢性酸中毒或乳酸升高、肝硬化或无脾。②需要无创通气也可等同于次要标准的①和②。③白细胞减少仅系感染引起。

3.英国胸科学会(BTS)制订的CURB(confusion,urea,respiratory rate and blood pressure,CURB)标准

标准一:

存在以下4项核心标准的2项及以上即可诊断为重症肺炎:①新出现的意识障碍。②尿素氮(BUN)>7 mmol/L。③呼吸频率≥30次/分。④收缩压<12.0 kPa(90 mmHg)或舒张压≤8.0 kPa(60 mmHg)。

CURB标准比较简单、实用,应用起来较为方便。

标准二:

(1)存在以上4项核心标准中的1项且存在以下2项附加标准时须考虑有重症倾向。附加标准包括:①PaO_2<8.0 kPa(60 mmHg)/SaO_2<92%(任何FiO_2)。②X线胸片提示双侧或多叶肺炎。

(2)不存在核心标准但存在2项附加标准并同时存在以下2项基础情况时也须考虑有重症倾向。基础情况包括:①年龄≥50岁。②存在慢性基础疾病。

如存在标准二中(1)(2)两种有重症倾向的情况时需结合临床进行进一步评判。在(1)情况下需至少12 h后进行一次再评估。

CURB-65即改良的CURB标准,标准在符合下列5项诊断标准中的3项及以上时即考虑为重症肺炎,需考虑收入ICU治疗:①新出现的意识障碍。②BUN>7 mmol/L。③呼吸频率≥30次/分。④收缩压<12.0 kPa(90 mmHg)或舒张压≤8.0 kPa(60 mmHg)。⑤年龄≥65岁。

(三)严重度评价

评价肺炎病情的严重程度对于决定在门诊或入院治疗甚或ICU治疗至关重要。肺炎临床的严重性决定于3个主要因素:局部炎症程度,肺部炎症的播散和全身炎症反应。除此之外,患者如有下列其他危险因素会增加肺炎的严重度和死亡危险。

1.病史

年龄>65岁,存在基础疾病或相关因素,如慢性阻塞性肺疾病(COPD)、糖尿病、充血性心力衰竭、慢性肾功能不全、慢性肝病、一年内住过院、神志异常、脾切除术后、长期嗜酒或营养不良。

2.体征

呼吸频率＞30 次/分;脉搏≥120 次/分;血压＜12.0/8.0 kPa(90/60 mmHg);体温≥40℃或≤35℃;意识障碍;存在肺外感染病灶,如败血症、脑膜炎。

3.实验室和影像学异常

白细胞计数＞20×10^9/L 或＜4×10^9/L,或中性粒细胞计数＜1×10^9/L;呼吸空气时 PaO_2＜8.0 kPa(60 mmHg)、PaO_2/FiO_2＜39.9 kPa(300 mmHg),或 $PaCO_2$＞6.7 kPa(50 mmHg);血肌酐＞106 μmol/L 或 BUN＞7.1 mmol/L;血红蛋白＜90 g/L 或血细胞比容＜30%;血浆白蛋白＜25 g/L;败血症或弥漫性血管内凝血(DIC)的证据,如血培养阳性、代谢性酸中毒、凝血酶原时间和部分凝血活酶时间延长、血小板减少;X 线胸片病变累及一个肺叶以上、出现空洞、病灶迅速扩散或出现胸腔积液。

三、治疗

(一)临床监测

1.体征监测

监测重症肺炎的体征是一项简单、易行和有效的方法,患者往往有呼吸频率和心率加快、发绀、肺部病变部位湿啰音等。目前多数指南都把呼吸频率加快(≥30 次/分)作为重症肺炎诊断的主要或次要标准。意识状态也是监测的重点,神志模糊、意识不清或昏迷提示重症肺炎可能性。

2.氧合状态和代谢监测

PaO_2、PaO_2/FiO_2、pH、混合静脉血氧分压(PvO_2)、胃张力测定、血乳酸测定等都可对患者的氧合状态进行评估。单次的动脉血气分析一般仅反映患者瞬间的氧合情况;重症患者或有病情明显变化者应进行系列血气分析或持续动脉血气监测。

3.胸部影像学监测

重症肺炎患者应进行系列 X 线胸片监测,主要目的是及时了解患者的肺部病变是进展还是好转,是否合并有胸腔积液、气胸,是否发展为肺脓肿、急性呼吸窘迫综合征(acute respiratory distress syndrome,ARDS)等。检查的频度应根据患者的病情而定,如要了解病变短期内是否增大,一般每 48 h 进行一次检查评价;如患者临床情况突然恶化(呼吸窘迫、严重低氧血症等),在不能除外合并气胸或进展至 ARDS 时,应短期内复查;而当患者病情明显好转及稳定时,一般可 10～14 天后复查。

4.血流动力学监测

重症肺炎患者常伴有脓毒症,可引起血流动力学的改变,故应密切监测患者的血压和尿量。这 2 项指标比较简单、易行,且非常可靠,应作为常规监测的指标。中心静脉压的监测可用于指导临床补液量和补液速度。部分重症肺炎患者可并发中毒性心肌炎或 ARDS,如临床上难于区分时应考虑行漂浮导管检查。

5.器官功能监测

包括脑功能、心功能、肾功能、胃肠功能、血液系统功能等,进行相应的血液生化和功能检查。一旦发现异常,要积极处理,注意防止多器官功能障碍综合征(multiple organ dysfunction syndrome,MODS)的发生。

6.血液监测

包括外周血白细胞计数、C反应蛋白、降钙素原、血培养等。

（二）抗生素治疗

经验性联合应用抗生素治疗重症肺炎的理论依据是联合应用能够覆盖可能的微生物并预防耐药的发生。对于铜绿假单胞菌肺炎,联用 β 内酰胺类和氨基糖苷类具有潜在的协同作用,优于单药治疗;然而氨基糖苷类抗生素的抗菌谱窄,毒性大,特别是对于老年患者,其肾损害的发生率比较高。临床应用氨基糖苷类时要注意其为浓度依赖性抗生素,一般要用足够剂量、提高峰药浓度以提高疗效,同时也应避免与毒性相关的谷浓度的升高。在监测药物的峰浓度时,庆大霉素和妥布霉素 >7 μg/mL,或阿米卡星 >28 μg/mL 的效果较好。氨基糖苷类的另一个不足是对支气管分泌物的渗透性较差,仅能达到血药浓度的 40%。此外,肺炎患者的支气管分泌物 pH 较低,在这种环境下许多抗生素活性都降低。因此,有时联合应用氨基糖苷类抗生素并不能增加疗效,反而增加了肾毒性。

目前对于重症肺炎,抗生素的单药治疗也已得到临床医师的重视。新的头孢菌素、碳青霉烯类、其他日内酰胺类和氟喹诺酮类抗生素由于抗菌效力强、广谱,并且耐细菌 β 内酰胺酶,故可用于单药治疗。即使对于重症 HAP,只要不是耐多药的病原体,如铜绿假单胞菌、不动杆菌和耐甲氧西林金黄色葡萄球菌（MRSA）等,仍可考虑抗生素的单药治疗。对重症 VAP 有效的抗生素一般包括亚胺培南、美罗培南、头孢吡肟和哌拉西林/他唑巴坦。对于重症肺炎患者来说,临床上的初始治疗常联用多种抗生素,在获得细菌培养结果后,如果没有高度耐药的病原体就可以考虑转为针对性的单药治疗。

临床上一般认为不适合单药治疗的情况包括：①可能感染革兰阳性菌、革兰阴性菌和非典型病原体的重症 CAP。②怀疑铜绿假单胞菌或肺炎克雷白杆菌的菌血症。③可能是金黄色葡萄球菌和铜绿假单胞菌感染的 HAP。三代头孢菌素不应用于单药治疗,因其在治疗中易诱导肠杆菌属细菌产生 β 内酰胺酶而导致耐药发生。

对于重症 VAP 患者,如果为高度耐药病原体所致的感染则联合治疗是必要的。目前有 3 种联合用药方案,①β 内酰胺类联合氨基糖苷类：在抗铜绿假单胞菌上有协同作用,但也应注意前而提到的氨基糖苷类的毒性作用。②2 个 β 内酰胺类联合使用：因这种用法会诱导出对两种药同时耐药的细菌,故虽然有过成功治疗的报道,仍不推荐使用。③β 内酰胺类联合氟喹诺酮类：虽然没有抗菌协同作用,但也没有潜在的拮抗作用;氟喹诺酮类对呼吸道分泌物穿透性很好,对其疗效有潜在的正面影响。

对于铜绿假单胞菌所致的重症肺炎,联合治疗往往是必要的。抗假单胞菌的 β 内酰胺类抗生素包括青霉素类的哌拉西林、阿洛西林、氨苄西林、替卡西林、阿莫西林;第三代头孢菌素类的头孢他啶、头孢哌酮;第四代头孢菌素类的头孢吡肟;碳青霉烯类的亚胺培南、美罗培南;单酰胺类的氨曲南(可用于青霉素类过敏的患者);β 内酰胺类/β 内酰胺酶抑制剂复合剂的替卡西林/克拉维酸钾、哌拉西林/他唑巴坦。其他的抗假单胞菌抗生素还有氟喹诺酮类和氨基糖苷类。

1.重症 CAP 的抗生素治疗

重症 CAP 患者的初始治疗应针对肺炎链球菌(包括耐药肺炎链球菌)、流感嗜血杆菌、军团菌和其他非典型病原体,在某些有危险因素的患者中还有可能为肠道革兰阴性菌属包括铜绿假单胞菌的感染。无铜绿假单胞菌感染危险因素的CAP患者可使用β内酰胺类联合大环内酯类或氟喹诺酮类(如左氧氟沙星、加替沙星、莫西沙星等)。因目前为止还没有确立单药治疗重症CAP的方法,所以很难确定其安全性、有效性(特别是并发脑膜炎的肺炎)或用药剂量。可用于重症CAP并经验性覆盖耐药肺炎链球菌的β内酰胺类抗生素有头孢曲松、头孢噻肟、亚胺培南、美罗培南、头孢吡肟、氨苄西林/舒巴坦或哌拉西林/他唑巴坦。目前,高达40%的肺炎链球菌对青霉素或其他抗生素耐药,其机制不是β内酰胺酶介导而是青霉素结合蛋白的改变。虽然不少β内酰胺类和氟喹诺酮类抗生素对这些病原体有效,但对耐药肺炎链球菌肺炎并发脑膜炎的患者应使用万古霉素治疗。如果患者有假单胞菌感染的危险因素(如支气管扩张、长期使用抗生素、长期使用糖皮质激素)应联合使用抗假单胞菌抗生素并应覆盖非典型病原体,如环丙沙星加抗假单胞菌β内酰胺类,或抗假胞菌β内酰胺类加氨基糖苷类加大环内酯类或氟喹诺酮类。

临床上选取任何治疗方案都应根据当地抗生素耐药的情况、流行病学和细菌培养及实验室结果进行调整。关于抗生素的治疗疗程目前也很少有资料可供参考,应考虑感染的严重程度、菌血症、多器官功能衰竭、持续性全身炎症反应和损伤等。一般来说,根据疾病的严重程度和宿主免疫抑制的状态,肺炎链球菌肺炎疗程为7～10天,军团菌肺炎的疗程需要14～21天。ICU的大多数治疗都是通过静脉途径的,但近期的研究表明只要病情稳定、没有发热,即使危重患者,3天静脉给药后亦可转为口服治疗,即序贯或转换治疗。转换为口服治疗的药物可选择氟喹诺酮类,因其生物利用度高,口服治疗也可达到同静脉给药一样的血药浓度。

由于嗜肺军团菌在重症CAP的相对重要性,应特别注意其治疗方案。虽然目前有很多体外有抗军团菌活性的药物,但在治疗效果上仍缺少前瞻性、随机对照研究的资料。回顾性的资料和长期临床经验支持使用红霉素4g/d治疗住院的军团菌肺炎患者。在多肺叶病变、器官功能衰竭或严重免疫抑制的患者,在治疗的前3～5天应加用利福平。其他大环内酯类(克拉霉素和阿奇霉素)也有效。除上述之外可供选择的药物有氟喹诺酮类(环丙沙星、左氧氟沙星、加替沙星、莫西沙星)或多西环素。氟喹诺酮类在治疗军团菌肺炎的动物模型中特别有效。

2.重症HAP的抗生素治疗

HAP应根据患者的情况和最可能的病原体而采取个体化治疗。对于早发的(住院4天内起病者)重症肺炎患者而没有特殊病原体感染危险因素者,应针对"常见病原体"治疗。这些病原体包括肺炎链球菌、流感嗜血杆菌、甲氧西林敏感的金黄色葡萄球菌和非耐药的革兰阴性细菌。抗生素可选择第二代、第三代、第四代头孢菌素、β内酰胺类/β内酰胺酶抑制剂复合剂、氟喹诺酮类或联用克林霉素和氨曲南。

对于任何时间起病、有特殊病原体感染危险因素的轻中症肺炎患者,有感染"常见病原体"和其他病原体危险者,应评估危险因素来指导治疗:如果有近期腹部手术或明确的误吸史,应注意厌氧菌,可在主要抗生素基础上加用克林霉素或单用β内酰胺类/β内酰胺酶抑制剂复合剂;如果患者有昏迷或头部创伤、肾衰竭或糖尿病史,应注意金黄色葡萄球菌感染,需针对性选择有效的抗生素;如果患者起病前使用过大剂量的糖皮质激素,或近期有抗生素使用史,或长期ICU

住院史,即使患者的 HAP 并不严重,也应经验性治疗耐药病原体。治疗方法是联用两种抗假单胞菌抗生素,如果气管抽吸物革兰染色见阳性球菌还需加用万古霉素(或可使用利奈唑胺或奎奴普丁/达福普汀)。所有的患者,特别是气管插管的 ICU 患者,经验性用药必须持续到痰培养结果出来之后。如果无铜绿假单胞菌或其他耐药革兰阴性细菌感染,则可根据药敏情况使用单一药物治疗。非耐药病原体的重症 HAP 患者可用任何以下单一药物治疗,亚胺培南、美罗培南、哌拉西林/他唑巴坦或头孢吡肟。

在某些患者中,雾化吸入这种局部治疗可用以弥补全身用药的不足。氨基糖苷类雾化吸入可能有一定的益处,但只用于革兰阴性细菌肺炎全身治疗无效者。多黏菌素雾化吸入也可用于耐药铜绿假单胞菌的感染。

对于初始经验治疗失败的患者,应该考虑其他感染性或非感染性的诊断,包括肺曲霉感染。对持续发热并有持续或进展性肺部浸润的患者可经验性使用两性霉素 B。虽然传统上应使用开放肺活检来确定其最终诊断,但临床上是否活检仍应个体化。临床上还应注意其他的非感染性肺部浸润的可能性。

(三)支持治疗

支持治疗主要包括液体补充、血流动力学、通气和营养支持,起到稳定患者状态的作用,而更直接的治疗仍需要针对患者的基础病因。流行病学证据显示营养不良影响肺炎的发病和危重患者的预后。同样,临床资料也支持肠内营养可以预防肺炎的发生,特别是对于创伤的患者。对于严重脓毒症和多器官功能衰竭的分解代谢旺盛的重症肺炎患者,在起病 48 h 后应开始经肠内途径进行营养支持,一般把导管插入到空肠进行喂养以避免误吸;如果使用胃内喂养,最好是维持患者半卧体位以减少误吸的风险。

(四)胸部理疗

拍背、体位引流和振动可以促进黏痰排出的效果尚未被证实。胸部理疗广泛应用的局限在于:①其有效性未被证实,特别是不能减少患者的住院时间。②费用高,需要专人使用。③有时引起 PaO_2 的下降。目前的经验是胸部理疗对于脓痰过多(≥30 mL/d)或严重呼吸肌疲劳不能有效咳嗽的患者是最为有用的,例如对囊性纤维化、COPD 和支气管扩张的患者。

(五)促进痰液排出

雾化和湿化可降低痰的黏度,因而可改善不能有效咳嗽患者的排痰,然而雾化产生的大多水蒸气都沉积在上呼吸道并引起咳嗽,一般并不影响痰的流体特性。目前很少有数据支持湿化能特异性地促进细菌清除或肺炎吸收的观点。乙酰半胱氨酸能破坏痰液的二硫键,有时也用于肺炎患者的治疗,但由于其刺激性因而在临床应用上受到一定限制。痰中的 DNA 增加了痰液黏度,重组的 DNA 酶能裂解 DNA,已证实在囊性纤维化患者中有助于改善症状和肺功能,但对肺炎患者其价值尚未被证实。支气管舒张药也能促进黏液排出和纤毛运动频率,对 COPD 合并肺炎的患者有效。

第二节　急性呼吸窘迫综合征

一、病因及发病机制

急性呼吸窘迫综合征(acute respiratory distress syndrome,ARDS),是患者原来心肺功能正常,由肺外或肺内造成的急性肺损伤(acute lung injury,ALI)引起的以急性呼吸窘迫和严重低氧血症为主要表现的一种急性呼吸衰竭,是至今发病率、病死率均极高的危重症,共同的病理变化有肺血管内皮和肺泡的损害、透明膜形成、顺应性降低、肺微血管阻塞和栓塞、肺间质水肿及后继其他病变。ALI为一个急性发作的炎症综合征,ARDS是病程中最严重的阶段,所有ARDS的患者均有ALI,但ALI的患者就不一定有ARDS。1967年,阿什宝(Ashbaugh)等首先报道12例表现为呼吸窘迫、严重低氧血症为特征的"成人呼吸窘迫综合征(adult respiratory distress syndrome,ARDS)",以后世界各地对ARDS进行了大量的实验和临床研究。1992年,在西班牙巴塞罗那召开的ARDS欧美联席专题讨论会上,提出此病症可发生于各年龄组的人群,提出ARDS的"A"由成人(adult)改为急性(acute)。本病发病急骤,发展迅猛,病情进展后可危及患者生命,病死率高达50%以上,常死于多脏器功能衰竭(MOF),故必须及时处理。

本病的诱发因素很多,发病机制尚未充分了解。

(一)病因

(1)严重感染:包括肺部及肺外的细菌、病毒、真菌等所致的感染,感染灶所产生的各种有害物质,如内毒素、5-羟色胺、溶酶体、凝血酶及激肽系统的激活产物直接破坏毛细血管壁或形成微血栓等,造成肺组织破坏。

(2)严重创伤,①肺内损伤:如肺挫伤、呼吸道烧伤、侵蚀性烟尘有毒气体的吸入、胃内容物的误吸、溺水、肺冲击伤、放射性肺炎、氯中毒等。②肺外损伤:大面积烧伤或创伤,特别是并发休克或(和)感染者可诱发ARDS。③大手术后:如体外循环术后、大血管手术或其他大手术后可发生ARDS。

(3)休克:休克时由于肺循环血量不足、酸中毒以及产生的血管活性物质,如组织胺、5-羟色胺、缓激肽、儿茶酚胺、细菌毒素等作用于血管壁,可增加其通透性,损伤肺泡Ⅱ型细胞,影响肺泡表面活性物质的形成,从而导致肺顺应性减退、肺泡萎缩和肺不张。

(4)肺循环栓塞:输血中微小凝块、库血中变性血小板、蛋白质沉淀物等易沉积于肺毛细血管中,形成肺栓塞。骨折后易发生肺循环脂肪栓塞,以及DIC时均可造成肺血管微血栓形成及组织细胞的损伤。

(5)输液过快过量:正常的细胞间质与血浆的水含量之比为4∶1,大量快速补液在血浆被稀释后促使血管内液外渗,产生肺间质水肿。

(6)氯中毒:氯在细胞内代谢产生一种超氧化物阴离子(superoxide anion,即氧自由基),氧自由基具有很强的毒性,与过氧化氢合成羟基(OH即羟自由基),则毒性更甚,它们能破坏细胞膜、改变蛋白质和 DNA 的结构,从而损害细胞,特别是较长时间吸入高浓度氧更易发生。

(7)吸入有毒气体:如吸入 NO_2、NH_3、Cl_2、SO_2、光气醛类、烟雾等;氨氧化物、有机氟、镉等中毒均可导致 ARDS。

(8)误吸:误吸胃内容物、淡水、海水、糖水等,约 1/3 发生 ARDS。

(9)药物过量:巴比妥类、水杨酸、氢氯噻嗪、秋水仙碱、利托君、阿糖胞苷、海洛因、美沙酮、丙氧酚、硫酸镁、间羟舒喘宁(沙丁胺醇)、酚丁宁、链激酶、荧光素等应用过量。

(10)代谢紊乱:肝功能衰竭、尿毒症、糖尿病酮症酸中毒、急性胰腺炎。

(11)血液系统疾病:大量输血、体外循环、DIC 等。

(12)其他:子痫早期、隐球菌血症、颅内压增高、淋巴瘤、空气或羊水栓塞、肠梗阻。

(二)发病机制

ARDS 的共同基础是肺泡-毛细血管的急性损伤。其机制迄今未完全阐明,常与多种因素有关,且错综复杂,互为影响。其途径可为通过吸入有害气体或酸性胃内容物(pH<2.5)直接损害肺泡和毛细血管,使血管通透性增加;严重肺挫伤可使肺泡和肺脏小血管破裂,肺间质和肺内出血;因长骨骨折,脂肪栓塞于肺毛细血管,被肺脂肪蛋白酶转化为游离脂肪酸,可破坏血管内膜,灭活肺表面活性物质。

近年来的研究表明,机体发生创伤、感染、组织坏死和组织缺血灌注时,被激活的效应细胞如巨噬细胞(MΦ)、多核白细胞(PMN)、PCEC、PC-Ⅱ和血小板等一经启动,便失去控制,对细胞因子和炎症介质呈失控性释放,引发全身炎症反应综合征(SIRS),继而并发多器官功能障碍(MOD),ARDS 即是多器官功能障碍在肺部的具体体现。ARDS 的发生和发展,与繁多的炎症介质的综合作用密切相关。

(1)前炎症反应细胞因子(PIC)与巨噬细胞(MΦ):目前认为 PIC 包括 TNFα、IL-1、IL-2、血小板活化因子(PAF)、IFN-γ 和 PLA2 等,其中主要为 TNFα。TNFα 在感染性休克、多器官功能障碍综合征(MODS)发病机制中起重要的作用,内毒素是诱导 TNFα 产生的最强烈的激动剂。MΦ 为多功能细胞,主要来自骨髓内单核细胞,在机体的防御中起重要作用。多种炎症介质与 MΦ 作用,损伤肺泡毛细血管膜,使其通透性增加,发生渗透性肺水肿。

(2)二次打击学说与瀑布效应:1985 年,戴伊奇(Deitch)提出严重创伤、烧伤、严重感染、大手术、脓毒败血症休克、肠道细菌移位、失血后再灌注、大量输血、输液等均可构成第 1 次打击,使机体免疫细胞处于被激活状态,如再出现第 2 次打击,即使程度并不严重,也可引起失控的过度炎症反应。首先 MΦ 被激活,并大量释放 PIC,然后又激活 MΦ、多形核白细胞(PMN)等效应细胞,并释放大量炎症介质,再激活补体、凝血和纤溶系统,产生瀑布效应,形成恶性循环,引发 ARDS,此时机体处于高代谢状态、高动力循环状态及失控的过度炎症反应状态。氧自由基是重要的炎症介质之一,MΦ 和 PMN 等细胞被激活后,可释放大量氧自由基,而氧自由基又可使 MΦ 和 PMN 在炎症区聚集、激活,并释放溶酶体酶等,损伤血管内皮细胞,形成恶性循环。PAF 是一种与花生四烯酸(AA)代谢密切相关的脂质性介质,可激活 PMN 并释放氧自由基、AAM 和溶酶体酶等炎症介质,并呈逐级放大效应,出现瀑布样连锁反应,引发 MODS 和 ARDS。

(3)氧供(DO_2)与氧耗(VO_2):DO_2 表示代谢增强或灌注不足时血液循环的代偿能力,VO_2

表示组织摄取的氧量,是检测患者高代谢率最可靠的指标。生理条件下,氧动力学呈氧供非依赖性 VO_2,即血液通过组织时依靠增加氧的摄取以代偿之。但在病理条件下,如严重休克、感染、创伤等,由于血液的再分配,病区的血流量锐减,出现氧供依赖性 VO_2,由于失代偿而出现组织摄氧障碍发生缺氧,ARDS 患者的微循环和细胞线粒体功能损伤,DO_2 与 VO_2 必然发生障碍;ARDS 发生高代谢状态时,VO_2 随 DO_2 的升高而升高,DO_2 不能满足需要,导致组织灌注不足、氧运输和氧摄取障碍,此时即使 DO_2 正常或增加,仍然发生氧供依赖性 VO_2。

(4)肠黏膜屏障衰竭与细菌移位:胃肠黏膜的完整性是分隔机体内外环境,使免受细胞和毒素侵袭的天然免疫学屏障。创伤、休克、应激、缺血再灌注和禁食等均可导致胃肠黏膜损伤,引起炎症反应,形成持续性刺激,造成胃肠黏膜屏障衰竭与细菌移位。其结果内毒素吸收,激活效应细胞与释放大量的炎症介质,引发全身炎症反应综合征和 ARDS。

(5)肺表面活性物质减少:高浓度氧、光气、氮氧化物、细菌内毒素及游离脂肪酸等,可直接损伤肺泡Ⅱ型细胞,另肺微栓塞使合成肺表面活性物质(PS)的前体物质和能量供应不足,合成 PS 减少,大量血浆成分渗入肺泡腔,可使 PS 乳化,形成不溶性钙皂而失去活性,多种血浆蛋白可抑制 PS 功能,大量炎症细胞释放糖脂抑制 PS 功能,弹性蛋白酶与磷脂酶 A_2 破坏 PS,故 PS 明显减少,且失去活性,致使肺泡陷闭、大量血浆渗入肺泡内,出现肺泡水肿和透明膜形成。

二、临床表现及特征

当肺受损的最初数小时内,患者仅有原发病表现而无呼吸系统症状,随后突感气促、呼吸频数并呈进行性加快,呼吸频率大于 30 次/分,危重者 60 次/分,缺氧症状明显,患者烦躁不安、心率增快、口唇指甲发绀。由于明显低氧血症,引起过度通气,导致呼吸性碱中毒。缺氧症状用一般氧疗难以改善,也不能用其他原发心肺疾病解释。伴有肺部感染时,可出现畏寒发热、胸膜反应及少量胸腔积液。早期可无肺部体征,后期可闻及哮鸣音、水泡音或管状呼吸音。病情继续恶化,呼吸肌疲劳导致通气不足、二氧化碳潴留,产生混合性酸中毒,患者出现极度呼吸困难和严重发绀、伴有神经精神症状,如嗜睡、谵妄、昏迷等。最终发生循环障碍、肾功能不全、心脏停搏。

三、辅助检查

(一)血气分析

(1)PaO_2 呈进行性下降,当吸入氧浓度达 60% 时,$PaO_2 < 8.0$ kPa(60 mmHg)。

(2)PaO_2 增大,其正常参考值:$PaO < 2$ kPa(15 mmHg)、年长者 < 4 kPa(30 mmHg)、吸入氧浓度为 30% 时 < 9.3 kPa(70 mmHg)、吸纯氧 < 13.3 kPa(100 mmHg)。

(3)$PaO_2/FiO_2 < 26.7$ kPa(200 mmHg)。

(4)发病早期 $PaCO_2$ 常减低,晚期 $PaCO_2$ 升高。

(二)胸部 X 线检查

肺部的 X 线征象较临床症状出现晚。已有明显的呼吸急促和发绀时,胸片仍无异常发现,发病 12~24 h 后,双肺可见斑片状阴影、边缘模糊。随着病情进展,融合为大片状实变影像,其中可见支气管充气征。疾病后期,X 线表现为双肺弥漫性阴影,呈白肺改变,或有小脓肿影,有时伴气胸或纵隔气肿。应用高分辨 CT 检查,可早期发现淡的肺野浓度增加、点状影、不规则血管影等。病情的严重程度与肺部 X 线所见不平行为其重要特征之一。

（三）肺功能检查

动态测定肺容量和肺活量、残气、功能残气,随病情加重均减少,肺顺应性降低。

（四）放射性核素检查

以放射性核素标记,计算血浆蛋白积聚指数,ARDS 患者明显增高（达 1.5×10^{-3}/min）,对早期预报有意义。

（五）血流动力学监测

通过置入四腔漂浮导管,测定并计算出平均肺动脉压增高 >2.67 kPa,肺动脉压与肺毛细血管楔嵌压差（PAP-PCWP）增加 >0.67 kPa。

四、诊断及鉴别诊断

（一）诊断主要依据

(1)具有可引发 ARDS 的原发疾病:创伤、休克、肺内或肺外严重感染、窒息、误吸、栓塞、库血的大量输入、DIC、肺挫伤、急性重症胰腺炎等。

(2)在基础疾病过程中突然发生进行性呼吸窘迫,呼吸频率多于 35 次/分,鼻导管（或鼻塞）给氧不能缓解。

(3)不易纠正的低氧血症,动脉血气检测:对 ARDS 的诊断和病情判断有重要意义。$PaO_2 < 60$ mmHg(8.0 kPa),早期 $PaCO_2$ 可正常,后期可升高,提示病情加重,鼻导管给氧不能使 PaO_2 纠正至 80 mmHg(10.7 kPa)以上,氧合指数 $PaO_2/FiO_2 < 200$。

(4)肺部后前位 X 线胸片征象为两肺纹理增多,边缘模糊,呈毛玻璃状等肺间质或肺泡性病理性改变,并迅速扩展、融合,形成大片实变。

(5)肺动脉楔压(PAWP) < 18 mmHg(2.4 kPa),或临床提示以往无肺部疾患,并排除急性左心衰竭。

（二）鉴别诊断

晚近提出因肺内病变引起者为"原发性 ARDS",而肺外病变引起者为"继发性 ARDS"。ARDS 主要的临床表现是呼吸困难、肺水肿及呼吸衰竭,故需与下述疾病鉴别。

(1)心源性肺水肿:该病发病较急、发绀较轻、不能平卧、咳粉红色泡沫样痰,严重时咳稀血水样痰,两肺广泛哮鸣音及湿啰音,呈混合性呼吸困难,而 ARDS 发病进程相对缓慢、发绀明显、缺氧严重,但较安静,可以平卧,呈急性进行性吸气型呼吸困难,咳血痰及稀血水样痰,可有管状呼吸音,湿啰音相对较少;心源性肺水肿经强心、利尿、扩血管、吸氧治疗后可明显迅速改善症状,而 ARDS 治疗即刻疗效不明显;心源性肺水肿 X 线表现为肺小叶间隔水肿增宽,形成小叶间隔线,即 KerleryB 线和 A 线,而 ARDS 患者胸部 X 线早期无改变,中晚期呈斑片状阴影并融合,晚期呈"白肺"改变,可见支气管充气征;ARDS 呈进行性低氧血症,难以纠正,而心源性肺水肿者低氧血症较轻,一般氧疗后即可纠正。心源性肺水肿患者 PAWP $\geqslant$ 2.6 kPa(20 mmHg),与 ARDS 可资鉴别。

(2)其他非心源性肺水肿:大量快速输液或胸腔抽液速度过快均可引起肺水肿,但均有相应的病史及体征,血气分析一般无进行性低氧血症,一般氧疗症状可明显改善。

(3)气胸:主要的临床表现为呼吸困难,尤其是张力性气胸更为突出,但及时行胸部 X 线检查,即可做出诊断。若为严重的创伤所致气胸,要注意血气变化,警惕 ARDS 的发生。

(4)特发性肺纤维化:晚期特发性肺纤维化患者心肺功能衰竭时应与 ARDS 鉴别。特发性肺纤维化为原因未明的肺间质性疾病,起病隐袭,呼吸困难进行性加重、干咳、肺底可听见吸气期 Velcro 啰音,出现杵状指等临床表现。胸部 X 线检查有肺间质病变影,以限制性通气功能障碍为主的肺功能改变可供鉴别。

五、急救处理

(一)祛除病因

ARDS 常继发于各种急性原发伤病,及时有效地祛除原发病、阻断致病环节是防治 ARDS 的根本性策略,尤其抗休克、抗感染、抗炎症反应等尤为重要。

(二)监护与护理

严密监测体温、脉搏、呼吸、血压等,特别随时观察患者的神志、呼吸状态,鼓励患者咳嗽排痰,维持水、电解质及酸碱平衡,重视患者的营养支持。

(三)纠正低氧血症

克服进行性肺泡萎缩是抢救成功的关键。随着对 ARDS 病理生理特征的认识,导致近年来 ARDS 通气的重大改变,提出了肺保护与肺复张通气策略。

1.ARDS 的保护性通气策略

在保证基本组织氧合的同时,保护肺组织以尽量减轻肺损伤是 ARDS 患者的通气目标。

(1)"允许性高碳酸血症(PHC)"和小潮气量通气:PHC 是采用小潮气量($4\sim7$ mL/kg),允许动脉血二氧化碳分压一定程度增高,最好控制在 $70\sim80$ mmHg 以内。一般认为,如果二氧化碳潴留是逐渐产生的,pH$>$7.2 时,可通过肾脏部分代偿,患者能较好耐受。当 pH$<$7.2 时,为避免酸中毒引起的严重不良反应,主张适当补充碳酸氢钠。

PHC 的治疗作用:ARDS 患者实施 PHC 时,血流动力学改变主要表现为心排血量和氧输送量显著增加,体血管阻力显著降低,肺血管阻力降低或不变,肺动脉嵌顿压和中心静脉压增加或无明显改变。心排血量增加是 PHC 最显著的血流动力学特征,因为:①高碳酸血症引起外周血管扩张,使左室后负荷降低。②潮气量降低使胸膜腔内压降低,二氧化碳增加使儿茶酚胺释放增加,引起容量血管收缩,均使静脉回流增加,右心室前负荷增加。③潮气量降低使吸气末肺容积降低,可引起肺血管阻力降低,右心室后负荷降低和心排血量增加。PHC 能降低 ARDS 患者的气道峰值压力、平均气道压、分钟通气量及吸气末平台压,避免肺泡过度膨胀,具有肺保护作用。气压伤的本质是容积伤,与肺泡跨壁压过高有关。

PHC 的禁忌证:高碳酸血症的主要危害是脑水肿、抑制心肌收缩力、舒张血管、增加交感活性和诱发心律失常等。因此,颅内压增高、缺血性心脏病或严重的左心功能不全患者应慎用。

(2)应用最佳 PEEP 和高、低拐点,机械通气时的吸气正压使肺泡扩张,增加肺泡通气量和换气面积,呼气末正压通气(PEEP)可防止肺泡的萎陷,也可使部分萎陷的肺泡复张,使整个呼吸全过程的气道内压力均为正压,减少动、静脉分流,改善缺氧。

（3）压力限制或压力支持通气,动物实验表明,气道峰值压力过高会导致急性肺损伤,表现为肺透明膜形成、粒细胞浸润、肺泡-毛细血管屏障受损,通透性增加。使用压力限制通气易于人-机同步,提供的吸气流量为减速波形,有利于气体交换和增加氧合,更重要的是可精确调节肺膨胀所需的压力和吸气时间,控制气道峰值压力,保护 ARDS 患者的气道压不会超过设定的吸气压力,避免高位转折点的出现。

（4）肺保护性通气策略的局限性:肺保护性通气策略的提出反映了 ARDS 机械通气的重大变革。但它仍存在不可避免的局限性。Thorens 等在研究中发现,当 ARDS 患者的分钟通气量由(13.5±6.1)L/min 降至(8.2±4.1)L/min 时,动脉血氧饱和度低于 90%,低氧血症明显恶化,二氧化碳分压和肺内分流增加。可见,肺保护性通气策略不利于改善患者的氧合,其主要原因是采用小潮气量和较低压力通气时,塌陷的肺泡难以复张,导致动脉血和肺泡内二氧化碳分压升高和氧分压降低,影响了肺内气体交换,低氧血症加重。因此,要采用有效的方法促进塌陷肺泡复张,增加能参与通气的肺泡数量。

2.ARDS 的肺复张策略

肺复张策略是一种使塌陷肺泡最大限度复张并保持其开放,以增加肺容积,改善氧合和肺顺应性,它是肺保护性通气策略必要的补充。主要有以下几种。

（1）叹息(sigh):正常生理情况下的深呼吸有利于促进塌陷的肺泡复张。机械通气时,早期叹息设置为双倍的潮气量和吸气时间,对于 ARDS 患者,可间断地采用叹息,使气道平台压达到 45 cmH_2O,使患者的动脉血氧分压显著增加,二氧化碳分压和肺内分流率显著降低,呼气末肺容积增加。因此,叹息可有效短暂促进塌陷肺泡复张,改善患者的低氧血症。

（2）间断应用高水平 PEEP:在容量控制通气时,间断应用高水平 PEEP 使气道平台压增加,也能促进肺泡复张。有学者在机械通气治疗 ARDS 患者时,每隔断 30 s 应用高水平 PEEP 通气 2 次,可以增加患者的动脉血氧分压,降低肺内分流率。间断应用高水平 PEEP 虽然能使塌陷的肺泡复张,改善患者的氧合,但不能保持肺泡的稳定状态,作用也不持久。

（3）控制性肺膨胀(SI):SI 是一种促使不张的肺复张和增加肺容积的新方法,由叹息发展而来。即在呼气开始时,给予足够压力(30～45 cmH_2O),让塌陷肺泡充分开放,并持续一定时间(20～30 s),使病变程度不一的肺泡之间达到平衡,气道压力保持在 SI 的压力水平。SI 结束后,恢复到 SI 应用前的通气模式,通过 SI 复张的塌陷肺泡,在相当时间内能够继续维持复张状态,SI 导致的氧合改善也就能够维持较长时间。改善氧合是 SI 对 ARDS 患者最突出的治疗作用。研究表明,给予一次 SI,其疗效可保持 4 h 以上。SI 能显著增加肺容积,改善肺顺应性,减少气压伤的发生。目前的动物实验及临床研究表明,在 SI 的屏气过程中,患者会出现一过性血压和心率降低或增高,中心静脉压和肺动脉嵌顿压增高,心排血量降低,动脉血氧饱和度轻度降低。因此,在实施 SI 时,应充分注意到 SI 可能导致患者血流动力学和低氧血症一过性恶化,对危重患者有可能造成不良影响。

（4）俯卧位通气:传统通气方式为仰卧位,此时肺静水压沿腹至背侧垂直轴逐渐增加,使基底部肺区带发生压迫性不张,另心脏的重力作用,腹腔内脏对膈肌的压迫也加重基底部肺区带的不张,1976 年发现俯卧位通气能改善 ALI 患者的氧合。此法最近用于临床,俯卧位通气是利用翻身床、翻身器或人工徒手操作,使患者在俯卧位进行机械通气。

俯卧位通气的禁忌证为：血流动力学不稳定，颅内压增高，急性出血，脊柱损伤，骨科手术，近期腹部手术，妊娠等不宜采用俯卧位通气。

综上所述，肺保护与肺复张通气策略联合应用，能改善 ARDS 患者的氧合，提高肺顺应性，对 ARDS 的治疗有重要意义。但需根据患者的具体情况，采用合适的方法，在改善氧合的同时尽量减少肺损伤。

（四）改善微循环，降低肺动脉高压，维护心功能

如出现血管痉挛、微血栓、DIC 等情况时，可选用如下药物。

（1）糖皮质激素：宜采用早期、大剂量、短疗程（小于 1 周）疗法，这类药有以下积极作用：①抗炎，加速肺水肿的吸收。②缓解支气管痉挛。③减轻脂肪栓塞或吸入性肺炎的局部反应。④休克时，防止白细胞附着于肺毛细血管床，防止释放溶蛋白酶，保护肺组织。⑤增加肺表面活性物质的分泌，保持肺泡的稳定性。⑥抑制后期的肺纤维化等。早期大量使用可减少毛细血管膜的损伤，疗程宜短，可用甲泼尼龙，起始量 800～1 500 mg，或地塞米松，起始量 60～100 mg，分次静脉注射，连续应用 48～72 h。

（2）肝素：用于治疗有高凝倾向、血流缓慢的病例，可减轻和防止肺微循环内微血栓的形成，以预防 DIC 的发生，对改善局部及全身循环有益，对有出血倾向的病例，包括创伤后 ARDS 应慎重考虑。用药前后应监测血小板和凝血功能等。

（3）血管扩张药：如山莨菪碱、东莨菪碱等的应用可改善周围循环，提高氧的输送及弥散，有利于纠正或减轻组织缺氧，疗效较好。

（五）消除肺间质水肿，限制入水量，控制输液量

由于输液不当，液体可继续渗漏入肺间质、肺泡内，易使肺水肿加重，但需维持体液平衡，保证血容量足够，血压基本稳定，在 ARDS 早期补液应以晶体液为主，每日输液量以不超过 1 500 mL 为宜。利尿剂的应用可提高动脉血氧分压，减轻肺间质水肿。在病情后期，对于伴有低蛋白血症的患者，利尿后血浆容量不足时可酌情输注血浆白蛋白或血浆，以提高血浆渗透压。

（六）控制感染

脓毒血症是 ARDS 的常见病因，且 ARDS 发生后又易并发肺、泌尿系等部位的感染，故抗菌治疗是必需的，严重感染时应选用广谱抗生素，根据病情选用强效抗生素。

（七）肺泡表面活性物质（PS）

外源性 PS 治疗新生儿呼吸窘迫综合征已取得较好疗效，用于成人 ARDS 疗效不一，有一定不良反应，鉴于 PS 价格昂贵，目前临床广泛应用有一定困难。超氧化物歧化酶（SOD）、前列腺 E_2、γ-干扰素等临床应用尚在探索中。

（八）其他

注意患者血浆渗量变化，防治各种并发症及院内感染的发生等。晚近开展一氧化氮（NO）、液体通气（liquid ventilation）治疗，已取得较好疗效。对体外膜肺（ECMO）、血管腔内氧合器（IVOX）等方法正在进行探索改进。

第三节　急性肺栓塞

急性肺栓塞是指来自外源性或内源性栓子突然堵塞肺动脉或分支引起肺循环障碍,使其所累及肺区组织血流中断或极度减少,所引起的病理生理和临床上的综合征。栓子的来源,大多数是由于盆腔内静脉或下肢深静脉血栓的脱落;空气、脂肪、肿瘤细胞脱落、羊水和肺动脉血栓形成等也是手术期发生肺栓塞的原因。充血性心力衰竭及心房纤颤患者的栓子可来自右心房或右心室的血栓脱落。尽管肺栓塞的发生与麻醉没有直接相关,但仍是围手术期的肺部重要并发症之一。

急性肺栓塞的后果主要取决于栓子的大小和栓塞部位、范围。若其主要的肺血管血流被阻断,则迅速引起肺动脉高压、缺氧、心律失常、右心衰和循环衰竭而致死;也可因神经反射引起呼吸和心搏骤停。值得注意的,引起肺血管阻力增加,除了机械性因素外,还有细胞因子和介质,如血小板活化因子、内皮素、花生四烯酸的代谢物(血栓素、前列环素),以及白三烯肽类 5-羟色胺等都能诱发肺血管的收缩。

一、病因

肺栓塞多发生于中年以上患者,常见于胸、腹部大手术中,或术后短时间内。促发急性肺栓塞的因素有:腹部大手术、恶性肿瘤、心脏瓣膜病、血液病、肥胖、下肢静脉曲张、盆腔或下肢肿瘤、长期卧床、长期口服避孕药等。

(一)血栓

促使静脉血栓形成的因素:①血流缓慢。②创伤及感染,并累及周围静脉。③凝血机制改变,有少数患者因缺乏抗凝血因子如抗凝血酶Ⅲ,还有高脂血症、真性红细胞增多症的患者,血内溶解血栓的作用减弱。又如有心瓣膜病、充血性心力衰竭、血栓性静脉炎,以及长时间低血压或因手术体位不当、妊娠、肿瘤的压迫引起下肢静脉回流的淤滞,均可成为血栓形成和栓子脱落的诱因。

(二)脂肪栓塞

常见于骨盆或长骨创伤性骨折,其发生在创伤骨折 72 h 后,也可发生于人工关节置换术中。对发生脂肪栓塞综合征的机制还未十分清楚,但绝不单纯是肺小血管被脂滴机械性阻塞所致,更重要的是血内脂滴被脂蛋白脂酶所分解,释出的脂酸引起血管内皮细胞损害,导致微血管通透性增加和肺间质水肿。除了从骨折创伤释出脂肪外,还有其他组织成分可激活凝血系统、补体系统和多种细胞因子的释放,所以造成肺实质性损害是多种因素所致。

(三)空气栓塞

即气体进入了体静脉系统,气体除了空气之外,还可以是医用的 CO_2、NO_2 和氯气。气体易于进入非萎陷的静脉内如硬膜静脉窦,以及静脉腔处于负压状态如坐位进行颅内窝手术时;如行中心静脉穿刺时,甚至在妊娠或分娩后空气亦可经子宫肌层静脉而进入。少量空气进入肺动脉可出现呛咳,或一过性胸闷或呼吸促迫等;若空气量>40 mL,患者即可致死。

（四）羊水栓塞

常见于急产或剖宫产手术时,子宫收缩时,可使羊水由裂伤的子宫颈内膜静脉,也可经胎盘附着部位的血窦而进入母体血循环,引起肺栓塞、休克,伴发弥散性血管内凝血(DIC),临床病情多属险恶。

二、病理生理

大块栓子可机械性堵塞右心室肺动脉开口处,引起急性肺动脉和右心高压,右心室迅速扩张,左心排血量骤降,循环衰竭,75%患者在发生栓塞后1 h内死亡。肺栓塞引起反射性支气管痉挛、气道阻力增加;栓塞部分的肺泡萎陷,使肺泡通气/血液灌流比值失衡增加肺无效腔,而引起低氧血症。

三、诊断

因临床上易于误诊或漏诊,因此对施大手术或骨折,或心脏病患者手术时,突然出现胸痛、咯血,不明原因的气急、窒息感,并出现严重休克和意识障碍,或在充分供氧和通气下,患者仍呈进展性发绀、低血压,应考虑有发生肺栓塞的可能。临床表现为急性呼吸困难、咳嗽和胸痛,肺部可无有阳性体征。心动过速为最常见或是唯一的体征。肺动脉第二音亢进,偶尔在肺动脉瓣区可听到收缩期或持续性杂音。正常的心电图表现为 SIQ_3T_3,即Ⅰ导联 S 波变深,Ⅲ导联 Q 波出现和 T 波倒置。心动过速和 ST 段下移最为常见,但其他类型心律失常也可发生。胸部 X 线检查无特异性价值;CT 和 MRI,CT 偶可发现栓子,或因梗死引起肺实质的改变;目前 MRI 对此的诊断价值,仍有待探讨。肺动脉造影具有重要意义,其敏感性、特异性和准确性都较高,可出现有肺动脉内充盈缺损或其分支截断现象。视网膜血管存在气泡则可确诊气栓,没有气泡也不能排除气栓的可能。脂肪栓塞则可在躯干上部包括结合膜、口腔黏膜出现瘀点。若对气管肺泡冲洗液内细胞,采用 oil RedO 脂肪染色,对诊断有一定的帮助。

实验室内检查:胆红素升高,谷草转氨酶(ALT)、乳酸脱氢酶和磷酸肌酸激酶正常或升高,这些检查对诊断无特异性价值。动脉血气分析,主要为低氧血症。

四、预防

通过如下措施有助于降低肺栓塞的发生:①避免术前长期卧床。②下肢静脉曲张患者应用弹力袜,以促进下肢血液循环。③治疗心律失常,纠正心力衰竭。④对红细胞比容过高患者,宜行血液稀释。⑤对血栓性静脉炎患者,可预防性应用抗凝药。⑥保持良好体位,避免影响下肢血流。⑦避免应用下肢静脉进行输液或输血。⑧一旦有下肢或盆腔血栓性静脉炎时,应考虑手术治疗。

五、处理

对急性大面积肺栓塞的治疗原则是进行复苏、纠正和支持呼吸与循环衰竭。主要方法包括吸氧、镇痛,控制心力衰竭和心律失常,抗休克和抗凝治疗。同时,请心血管专科医师会诊。若临床上高度怀疑有急性肺栓塞,且又无应用抗凝药的禁忌,则可应用肝素,或链激酶、尿激酶进行血栓溶解。

胸外心脏按压术有可能引起栓子破碎而分散远端小血管,从而有改善血流之可能。有的患者可在体外循环下进行肺内栓子摘除术。

静脉内气栓:①充分给予纯氧吸入不仅是纠正低氧血症,且可通过与气泡内的压力差使氮从气泡内逸出而缩小气泡的体积。②可迅速进行扩容以提高静脉压,防止气体进一步进入静脉循环。③应用中心静脉导管或肺动脉导管置入右房吸出空气,其效果取决于患者体位、导管位置,但有可能吸出 50% 的气体。行高压氧舱治疗并非第一线的措施,只对伴有神经系统症状的一种辅助疗法。

反常性栓塞(paradoxical embolism)指空气或气体进入静脉系统而达到体动脉循环,并出现末端动脉阻塞的症状。其发生可能的机制:①气体通过未闭的卵圆孔进入体循环,当静脉内发生气栓时使肺动脉压力增高,右房压力也随之升高,为气泡通过未闭卵圆孔提供了方便的条件。另一可能,是进行机械性通气时采用 PEEP 模式,使左房压力的下降在未闭卵圆孔两侧出现压力差,使气泡从静脉系统逸入体循环。②动物实验表明,大量(≥20 mL)或小量气体(11 mL/min)持续进入静脉系统,也会在动脉内出现气泡,尽管不存在有解剖学上缺陷。

对动脉内气栓治疗,首要目的在于保护和支持生命器官的功能,进行心肺复苏。如上所述,必须提高氧的浓度。患者应处于平卧位,任何头低位都将加重脑水肿的发生,何况气泡的浮力不足以阻挡血流把气泡推向头部。

第四节　自发性气胸

自发性气胸(spontaneous pneumothorax)为非创伤性肺脏层胸膜破裂,使肺内气体进入胸膜腔,而致胸腔积气。随着人们对其病因和发病机理认识的深入,使近年来的处理从传统的抽气发展为消除肺部基础病变。

一、病因与发病机制

(一)病因与发病机制

一般认为是由胸膜下大疱和肺大疱破裂引起,对大疱的形成机制有如下看法。

1.非特异性炎症

细支气管的非特异性炎症,炎症引起纤维组织增生,瘢痕形成,使细支气管形成活瓣机制,结果形成胸膜下大疱和肺大疱,在肺内压增高时,胸膜下大疱和肺大疱破裂,气体进入胸腔形成自发性气胸。

2.肺弹力纤维先天性发育不良

肺弹力纤维先天性发育不良,终致萎缩,使肺泡弹性减弱而形成肺大疱。

3.遗传因素

韩氏报告一个家族代发生 6 例自发性气胸。傅氏报告 4 个家族中 12 例家族性自发性气胸。新近的一个自发性气胸家族报告患者是一个父亲和他的 3 个孩子(2 男 1 女),现在认为遗传方式可能是单个常染色体显性遗传。

4.胸膜间皮细胞稀少

近年研究发现自发性气胸的胸膜改变比较明显,尤其是胸膜间皮细胞稀少或缺乏,在肺内压增高的情况下,空气通过胸膜间皮细胞之间的裂孔进入胸腔。

(二)继发性自发性气胸的病因与发病机制

肺部大多疾病都可发生继发性自发性气胸。

1.肺结核继发自发性气胸

其机制为胸膜下病灶或空洞破入胸腔,结核病灶纤维或瘢痕化压迫细支气管导致形成肺气肿或肺大疱,后在诱因作用下破裂,血行播散型肺结核的病变在肺间质,也可引起间质性肺气肿性肺大疱破裂。

2.肺癌继发自发性气胸

其机制为癌灶直接侵犯或破坏脏层胸膜,癌肿阻塞细支气管,形成局限性肺气肿,癌灶导致的阻塞性肺炎发展为肺化脓性炎症,破入胸腔。

(三)特殊类型气胸的病因与发病机制

月经性自发性气胸定义为发生在月经期,且反复发作的自发性气胸,有的病例复发达 40 次之多。文献报告月经性自发性气胸患者有 25%～37%存在有肺、胸膜或膈肌子宫内膜异位病灶,仅在月经来潮前后 24～72 h 内发生,病理机制尚不清楚,可能是胸膜上有异位子宫内膜破裂引起。妊娠期气胸可因每次妊娠而发生,可能与激素变化和胸廓顺应性改变有关。

二、诊断

(一)临床表现

发病前部分患者可能有持重物、屏气、剧烈体力活动等诱因,但多数患者在正常活动或安静休息时发生,偶有在睡眠中发病者。大多数起病急骤,患者突感一侧有针刺样或刀割样胸痛,持续时间短暂,继之胸闷、气急和呼吸困难;少数患者可发生双侧气胸,以呼吸困难为主要表现,经对症治疗缺氧症状不能改善,肺部呼吸音不对称,患侧肺呼吸音消失,健侧肺呼吸音相对增粗。积气量大者或原已有较严重的慢性肺疾病患者,呼吸困难明显,患者不能平卧。如果侧卧,则被迫健侧卧位,以减轻呼吸困难。张力性气胸时胸膜腔内压骤然升高,肺被压缩,纵隔移位,迅速出现严重呼吸循环障碍;患者表情紧张、胸闷、烦躁不安、发绀、冷汗、脉速、虚脱和心律失常,甚至发生意识不清、呼吸衰竭。

少量气胸的体征不明显,尤其在肺气肿患者中更难确定,听诊呼吸音减弱具有重要意义。大量气胸时,气管向健侧移位,患侧胸部隆起,呼吸运动与触觉语颤减弱,叩诊呈过清音或鼓音,心或肝浊音界缩小或消失,听诊呼吸音减弱或消失。左侧少量气胸或纵隔气肿时,有时可在左心缘处听到与心跳一致的气泡破裂音,称 Hamman 征。液气胸时,胸腔内有振水音。血气胸如失血量过多,可使血压下降,甚至发生失血性休克。为了便于临床观察和处理,根据临床表现可将自发性气胸分为稳定型和不稳定型两型,符合下列标准:①呼吸频率＜24 次/分。②心率为 60～120 次/分。③血压正常。④呼吸室内空气时 $SaO_2 \geqslant 90\%$。⑤两次说话间说话成句表现者,可为稳定型气胸,否则为不稳定型气胸。

(二)胸部 X 线检查

患者应直立后前位拍片,通常显示患肺因积气不同而致压缩程度不同,一般说来肺萎陷的程度常被低估。相比之下,胸部 CT 评价肺萎陷的准确性较高。

三、治疗

随着自发性气胸病因和发病机制的研究进展及病理改变特征的明确,治疗已由传统的单纯卧床、抽气治疗进展到针对病因、病理和防止复发的综合性治疗。

(一)一般治疗

如果气胸量＜20%,且无症状,可让患者卧床休息,因胸膜腔每天可自行吸收约 1.5% 气体,故 15% 的气胸可在 10 天左右完全吸收。给予吸氧可加速气胸的吸收,因为吸氧可降低毛细血管内氮的分压,因此加快气胸的吸收。

(二)排气疗法

1.穿刺排气

适用于闭合性自发性气胸肺压缩程度为 20%～40% 之间的患者,但这种方法复发率高达 29%～75%。

2.胸腔闭式引流排气

开放性气胸尤其是张力性气胸常常需要胸腔闭式引流排气治疗。胸腔闭式引流治疗特发性气胸是十分有效的。但胸腔引流治疗继发性自发性气胸的成功率较低,文献报道一组囊性纤维化所致的气胸患者,35% 需要插入多根引流管,而另一组慢性阻塞性肺气肿(COPD)所致气胸 25% 需要插入 1 根以上引流管。另外闭式引流排气治疗继发性自发性气胸其复发率据 Sereecs 报告高达 38%。

3.胸腔粘连疗法

(1)应用粘连剂治疗。

1)纤维蛋白补充剂:直接补充剂有自体血、血浆、纤维蛋白糊;间接补充剂有纤维蛋白原、凝血酶;此类粘连剂的作用是纤维蛋白对漏气口的覆盖。

2)刺激胸膜炎症剂:理化刺激剂有高渗糖、滑石粉、阿的平(米帕林)、四环素类;生物刺激剂有支气管肺炎球菌苗、卡介苗;免疫调节剂有溶血性链球菌 SK(OK432)等。这类粘连剂的作用系通过生物、理化刺激与免疫赋活作用产生无菌性及变态反应性胸膜炎,使两层胸膜黏着而防止漏气。

3)直接黏合作用剂:医用粘连剂氰基丙烯醋酸胶能强力黏合胸膜裂口。

(2)经胸膜腔注射法:经胸腔引流管注入法目前常用,此法的复发率为注入支气管炎菌苗 1～2 mL 为 16.6%;注入 OK432 时为 5.3%;注入纤维蛋白原 1 g 加凝血酶 500 U 加多西霉素 30～50 mg 为 3.7%。有报告用凝血酶注入胸腔治疗自发性气胸 25 例,其治疗特发性气胸的有效率为 100%,治疗继发性气胸的有效率为 73%。经胸腔套管针喷粉法需 2 根引流管,可使肺完全复张,复发率为14%。经胸腔镜用药法则一定要找准瘘口,此法复发率为9.8%。经纤维支气管镜注入粘连剂法镜下看清破口所在的支气管后注入明胶、纤维蛋白胶,有效率达73%。此法适用于全身状况差、肺功能不全、不能耐受手术的顽固性气胸患者。

（三）外科手术治疗

文献报道外科治疗的复发率不足4%。据统计近年来有27%～35%的患者采用开胸手术治疗自发性气胸。一组752例自发性气胸采取壁层胸膜切除术,术后复发率为0.4%,另一组301例采取胸膜摩擦术治疗,术后复发率为2.3%。目前一致认为开胸手术是根治气胸和防止复发最积极和最有效的方法,常用胸腔镜来完成此类手术,但对一些较复杂的病例,在电视胸腔镜下难以完成手术时,应以患者利益为重,果断转为开胸手术。临床研究认为,经腋下小切口治疗自发性气胸与电视胸腔镜治疗相比较效果接近,也具有创伤小的优点。

四、自发性气胸并发症的治疗

（一）心源性休克

多发生在肺压缩70%以上负压排气过快的患者,提示负压排气不能过快。

（二）血气胸

因胸膜粘连带血供来自体循环,压力大,加之粘连肺组织收缩能力差,一旦撕裂产生大出血,将血液抽尽观察24～48 h,出血不止者可行剖胸手术治疗。

（三）复张性肺水肿

在自发性气胸肺复张后单侧肺水肿的发生率约为10%,肺萎缩时间过长的肺脏因表面活性物质损耗增加和合成减少等原因,过快复张会出现肺水肿,如患者合并有心肺功能不全,其病死率约20%,应予以重视。凡气胸肺压缩超过80%,气胸持续时间超过3天者,抽气不宜过多,单用水封瓶治疗者不必加用负压吸引。在引流过程中或肺复张后短时间出现胸部发紧、咳嗽者,可能随后发生肺水肿,应当减慢或终止引流。

治疗复张性肺水肿的重点为强心,利尿,供氧和抗感染。可采取如下措施:①立即停止输液或减慢输液速度,静脉滴入呋塞米(速尿),对心源性或输液过多引起的急性复张性肺水肿可迅速从肾脏排出液体。②可以先采用间歇正压辅助呼吸,以增加氧分压及降低静脉血回流量。如吸入纯氧后$PaO_2 < 50$ mmHg,或仍有大量水肿液不断涌出,则应加用PEEP,PEEP可增加功能残气量,增加液体向肺泡漏出的阻力,并使肺泡气体分布较均匀。③血压尚稳定的患者,可用苄胺唑啉(酚妥拉明)或硝普钠(亚硝基铁氰化钠)及硝酸甘油在严密地监测下缓慢静脉滴注,使周围小血管舒张,降低外周血管阻力,减少心脏前后负荷,并解除支气管痉挛和兴奋呼吸中枢。④用低毒有效的广谱抗菌药物预防感染。

（四）脓气胸

肺化脓性炎症引起的气胸,尤其存在支气管胸膜瘘者,多并发脓胸,应积极排脓,行抽气及抗感染治疗;若合并出血不止,甚至造成失血性休克者,可考虑剖胸探查止血。

第四章 消化系统常见急危重症

第一节 急性胃肠炎

急性胃肠炎主要由细菌和病毒感染引起,有腹痛、腹泻、恶心、呕吐,伴或不伴发热等症状,是急诊内科常见疾病。

一、水、电解质紊乱和酸碱失衡

急性胃肠炎由于恶心、呕吐,消化液丧失,有不同程度的失水、电解质丢失和酸碱平衡紊乱。

二、治疗

临床应根据不同病因给予相应治疗。目前尚无特异性抗病毒药物,病毒性胃肠炎不需要应用抗生素。但积极补液,纠正水、电解质和酸碱平衡紊乱是治疗的共同原则,有休克的患者需抢救。

(一)补液治疗

(1)纠正失水:先判断失水程度。①轻度失水:患者口渴,可无其他症状,需补充液体1 000~1 500 mL。若呕吐不剧烈者,先行口服补液;如呕吐剧烈,则改静脉补液。②中度失水:患者烦渴、口干声嘶,眼球下陷,皮肤干燥、弹性差,尿量明显减少,需补充液体1 500~3 000 mL。也可先口服补液;若不能口服补液或效果不佳者改静脉补液。③重度失水:患者烦渴、口干症状更突出,大脑症状明显,表现为嗜睡、躁动、谵妄、幻觉,甚至昏迷、死亡,需补充液体3 000 mL以上。多伴有休克和代谢性酸中毒,需立即静脉补液。一般按"先盐液、后糖液"原则补液。可用盐水或生理盐水,于5%~10%葡萄糖液反复交替静脉滴注,5~80 mL/min,直至补足已丢失的液体量为止,然后改按生理需要量3:1溶液(即3份葡萄糖与1份生理盐水)。低血容量性休克在用生理盐水或平衡液20~80 mL/min快速滴入后,还需低分子右旋糖酐等扩容,但右旋糖酐日用总量不超过1 000 mL。输液量和速度要综合患者症状、心肺功能、尿量、生命体征等调整。病情好转可改为口服补液。

(2)纠正电解质紊乱:一般不用特别补充高钠溶液。患者尿量在500 mL/d以上开始补钾,轻度低钾血症[血(K^+)在3~3.5 mmol/L],可口服10% KCl 30~60 mL,稀释后分次服;中度及重度低钾血症[血(K^+)<3 mmol/L],需静脉补钾。对难治性低钾血症,注意纠正低镁血症。

若补液过程中出现手足抽搐,应给予补钙,予10%葡萄糖酸钙10～20 mL静脉注射或加入液体中静脉滴注。

(3)纠正酸碱失衡:轻症代谢性酸中毒经过补液纠正失水后即可治愈;较重的酸中毒需在补液的同时给予碱性药物治疗。常用5% $NaHCO_3$静脉缓推或静脉滴注。微循环好时 $NaHCO_3$ 用量为:$NaHCO_3$(mmol)=(HCO_3^- 期望值－实测值)×体重(kg)×0.15;微循环差时 $NaHCO_3$ 用量为:$NaHCO_3$(mmol)=(HCO_3^- 期望值－实测值)×体重(kg)×0.38。

(二)其他治疗

(1)病因治疗:细菌性食物中毒需选用抗生素,以喹诺酮类为首选,也可口服庆大霉素。病毒性胃肠炎,不要用抗生素。

(2)对症处理:止泻药应慎用,轻泻不必止泻,在排便过频或失水、电解质过多或引起痛苦时使用。

(三)疗效评估

同其他补液一样,检测患者尿量、失水表现、生命体征和血常规、血电解质、血气分析是必要的。若患者症状缓解,失水症状改善,尿量在1 000 mL/d以上,生命体征平稳,血电解质和血气分析基本正常,则补液有效。

第二节　消化性溃疡急性发作

消化性溃疡泛指胃肠道黏膜在某种情况下被胃消化液所消化导致的溃疡,可发生于食管、胃及十二指肠,也可发生于胃-空肠吻合口以上,以及含胃黏膜的 Meckel 憩室内。因为胃溃疡和十二指肠溃疡最常见,故一般所谓的消化性溃疡,是指胃溃疡(GU)和十二指肠溃疡(DU)。

一、病因及发病机制

消化性溃疡的发生是一种或多种有害因素对黏膜破坏超过黏膜抵御损伤和自我修复的能力所引起的综合结果。本病的病因和发病机制目前尚未完全阐明。1910年,Schwartz首次提出"无酸无溃疡"的概念,这是消化性溃疡的病因认识起点,也是治疗消化性溃疡的理论基础之一。1983年,Marshall和warren从人体胃黏膜活检标本中找到了幽门螺杆菌(Hp),近年来认为Hp与消化性溃疡有密切的关系。

(一)胃酸和胃蛋白酶

胃酸和胃蛋白酶自身消化是形成消化性溃疡的原因之一。胃酸的存在是溃疡发生的决定因素之一。胃酸分泌受神经体液调节,是经过不同步骤引起的质子泵泌酸的一个最终的共同环节。引起胃酸分泌的因素有:①壁细胞数量增多。②壁细胞对刺激物质的敏感性增强。③胃酸分泌正常反馈抑制机制的缺陷。④迷走神经张力增高。

(二)幽门螺杆菌

大量研究证实Hp感染是引起胃溃疡发作的重要原因。十二指肠溃疡患者Hp感染率高达 95%～100%，胃溃疡为 70% 以上。Hp 感染导致消化性溃疡的发生机制尚未完全阐明。目前有以下几种假设。

(1)Hp-促胃液素(胃泌素)-胃酸学说:Hp 感染引起高胃泌素血症,机制包括:①Hp 的尿素酶产生氨,局部的黏膜 pH 增高,破坏胃酸对 G 细胞释放促胃液素(胃泌素)的反馈抑制作用。②Hp 引起胃窦黏膜 D 细胞的数量减少,影响生长抑素的释放,减少促胃液素(胃泌素)的分泌,高促胃液素(胃泌素)刺激胃酸的分泌。

(2)屋漏学说:Hp 感染损害了局部黏膜的防御和修复功能。Hp 的某些抗原成分与胃黏膜的某些细胞成分相似,导致胃黏膜细胞免疫原性损伤,胃黏膜的屏障功能减弱,如"漏雨的屋顶",在胃酸作用下形成溃疡,给予抑酸治疗后,溃疡愈合,只能获得短期疗效,根除 Hp 后,溃疡不易复发。

(3)十二指肠胃上皮化生学说:十二指肠胃上皮化生是十二指肠对酸负荷的一种代偿反应,Hp 感染导致十二指肠炎症,黏膜屏障破坏,最终导致 DU 发生。

(三)非类固醇消炎药

常见的有阿司匹林、舒林酸、扑热息痛(对乙酰氨基酚)和保泰松等。通过直接局部作用和系统作用损伤黏膜。其是弱酸脂溶性药物,在胃酸环境下溶解成非离子状态,药物使黏膜的通透性增加,破坏黏液碳酸氢盐的屏障稳定性,干扰细胞的修复和重建。非甾体抗炎药(NSAID)进入血液循环后和血浆白蛋白结合,抑制环氧合酶-1(COX-1)活性,导致内源性的前列腺素的合成减少,削弱胃黏膜屏障对侵袭因子的防御能力。

(四)胃黏膜防御机制的障碍

正常的胃黏膜的防御机制包括黏膜屏障的完整性、丰富的黏膜血流、细胞更新、前列腺素、生长因子等。当外界的食物、理化因素和酸性胃液损伤上述屏障后,可导致溃疡的发生。

(五)胃十二指肠运动异常

胃排空加快,十二指肠的酸负荷增加,导致黏膜受损,诱发十二指肠溃疡,胃溃疡患者存在胃排空的延迟和十二指肠胃反流,影响食糜的推进速度,刺激胃窦部 G 细胞分泌促胃液素(胃泌素),增加胃酸分泌。

(六)遗传因素

消化性溃疡患者一级亲属中发病率明显高于对照组人群,单卵双生儿患相同溃疡病者占50%,因此遗传特质可能是消化性溃疡的因素之一。

(七)环境因素

本病具有显著地理环境的差异和季节性,在美英等国,十二指肠溃疡比胃溃疡多见,在日本则相反,秋冬和冬春之交是溃疡的好发季节。

(八)精神因素

心理因素可影响胃酸的分泌,例如,愤怒使胃酸分泌增加,抑郁使胃酸分泌减少。

(九)与消化性溃疡相关的疾病

有些疾病的胃溃疡发病率明显增高,密切相关的疾病有胃泌素瘤、系统性肥大细胞储积病、肝硬化、尿毒症、肾结石等。

二、临床表现及特征

（一）临床表现

本病的临床表现不一，多表现为中上腹部反复发作性节律性疼痛，少数患者无症状，或以出血穿孔等并发症为首发症状。

（1）疼痛部位：多数以中上腹部疼痛为主要症状。十二指肠溃疡的疼痛多位于中上腹部，或在脐上方；胃溃疡的疼痛多位于中上腹部偏高处，或剑突下、剑突下偏左处。胃或十二指肠后壁溃疡，特别是穿透性溃疡可放射致背部。

（2）疼痛的程度和性质：多呈隐痛、钝痛、刺痛、灼痛或饥饿样疼痛，一般可以耐受，剧烈疼痛提示溃疡穿透或者穿孔。

（3）疼痛的节律性：溃疡疼痛与饮食之间可有明显的关系。十二指肠溃疡的疼痛好发于两餐之间，持续到下次进食时，表现为"饥饿痛"，个别患者由于夜间胃酸偏高，可发生"夜间痛"。胃溃疡的疼痛发生不规则，常在餐后 1 h 内发生，经 1～2 h 缓解，下次进餐时再次出现。

（4）疼痛的周期性：反复发作是消化性溃疡的特征之一，尤以十二指肠溃疡更为突出。秋末至春初季节常见。

（5）影响因素：疼痛受精神刺激、过度劳累、饮食不慎、药物等因素的影响，气候变化时加重，休息、进食、服用制酸药、以手按压疼痛部位、呕吐等方法可减轻和缓解症状。

（二）体征

溃疡发作期，中上腹部可有局限性的压痛，程度不重，其压痛部位多与溃疡的位置基本一致，有消化道出血者可有贫血和营养不良的体征。

（三）辅助检查

1.内镜检查

内镜检查是确诊消化性溃疡的主要方法，在内镜直视下可确定溃疡的部位、大小、形态、数目，结合活检组织病理检查，可以判断溃疡的良恶性及分期。日本内镜学会将消化性溃疡的内镜表现分为 3 期：活动期（A 期）、愈合期（H 期）、缓解期（S 期）。

2.X 线钡餐检查

钡剂填充溃疡的凹陷部分所造成的龛影是诊断溃疡的直接征象。正面观龛影呈圆形或者椭圆形，边缘整齐。四周皱襞呈放射状向壁龛集中，直达壁龛边缘。

3.Hp 检测

对消化性溃疡进行 Hp 检测已成为消化性溃疡的常规检查项目，但应该排除近期使用质子泵抑制剂、铋剂、胃黏膜保护剂和抗生素等药物造成的假阴性结果。

三、诊断及鉴别诊断

病史是诊断消化性溃疡的初步依据，根据本病具有的慢性病程、周期性发作、节律性中上腹部疼痛等，可作出初步诊断。内镜检查和 X 线钡餐检查是确诊手段。鉴别诊断如下。

（1）胃癌：鉴别比较困难，除病史和典型症状外，主要依靠内镜活检组织病理学检查。

（2）功能性消化不良：患者常表现为上腹部疼痛、反酸、嗳气、胃灼热、上腹部饱胀不适等。

内镜检查呈正常或仅为轻度的胃炎。

（3）慢性胆囊炎并胆结石：疼痛与进食油腻有关，位于右上腹部并放射致背部，伴发热、黄疸的典型病例不难鉴别，不典型者可通过腹部超声或者 ERCP 鉴别。

（4）促胃液素（胃泌素）瘤：又称 Zollinger-Ellison 综合征，由于胰腺非 B 细胞瘤分泌大量的促胃液素（周泌素）所致，肿瘤往往较小、生长慢，多为恶性。大量的促胃液素（胃泌素）可致胃酸的分泌量显著增高，引起顽固的多发的溃疡，异位溃疡，易发生出血、穿孔、多伴有腹泻和明显消瘦。胃液分析、血清促胃液素（胃泌素）检查和激发试验有助于促胃液素（胃泌素）瘤的定性诊断。

四、急诊处理

本病的治疗应该采取综合性的措施，治疗目的在于缓解临床症状，促进溃疡愈合，防止溃疡复发，减少并发症。

（一）基本治疗

避免过度紧张和劳累，溃疡活动期应该卧床休息，少食多餐，戒烟酒，避免食用咖啡、浓茶、辛辣刺激性食物，以及损伤胃黏膜的药物；不过饱，防止胃窦部过度扩张而增加胃泌素的分泌，适当镇静，避免服用诱发溃疡的药物，如 NSAIDs、利血平等，若必须使用，应同时服用黏膜保护剂和抑酸剂。

（二）抑酸治疗

常用的降低胃酸的药物主要有，①碱性制酸药：能够中和胃酸，降低胃蛋白酶的活性，缓解疼痛，促进溃疡的愈合，包括碳酸氢钠、碳酸钙、氢氧化铝等。②H_2受体拮抗剂：选择性竞争结合 H_2受体，使胃酸的分泌减少，促进溃疡的愈合，现多选用不良反应小的二代药物雷尼替丁 20 mg，2 次/天，维持量 20 mg，1 次/天。一代药物西咪替丁因其不良反应较大而逐渐被淘汰。③质子泵抑制剂（PPI）：能减少任何通路引起的酸分泌，有奥美拉唑、兰索拉唑、泮托拉唑、雷贝拉唑等。

（三）保护胃黏膜治疗

（1）胶体铋：在酸性环境下铋剂与溃疡表面的黏蛋白形成螯合剂，覆盖于胃黏膜上发挥作用，促进胃上皮细胞分泌黏液，抑制胃蛋白酶的活性，促进前列腺素的分泌，对胃黏膜起保护作用，干扰 Hp 的代谢，使菌体和黏膜上皮失去黏附作用，有杀灭 Hp 的作用。

（2）硫糖铝：在酸性胃液中，凝聚成糊状黏稠物，附于黏膜表面，阻止蛋白酶侵袭溃疡面，有利于黏膜上皮细胞的再生和阻止氢离子向黏膜内弥散，促进溃疡愈合。宜在饭前 1 h 口服，1 g/次，3 次/天，连服 4～6 周为一个疗程。

（3）前列腺素：米索前列醇能够抑制胃酸的分泌，增加胃十二指肠黏液-碳酸氢盐分泌，增加黏膜的供血量，加强胃黏膜的防护能力，使黏膜免受伤害，加快黏膜的修复。

（四）根除 Hp 治疗

临床上常用的一线方案是质子泵抑制剂或铋剂加两种抗生素，为减少耐药的发生，也可选用铋剂加质子泵抑制剂加两种抗生素的四联治疗方案。

（五）并发症的治疗

消化性溃疡常见的并发症有出血、穿孔、幽门梗阻、癌变。

（1）大量出血：有休克者，应密切观察其生命体征，补充血容量，纠正酸中毒；局部应用止血药物；应用生长抑素和 PPI 抑制胃酸分泌；内镜下止血治疗。

（2）急性穿孔：禁食，胃肠减压、防止腹腔继发性感染，饱食后穿孔需在 6～12 h 内实施手术。

（3）幽门梗阻：静脉输液，纠正水电解质紊乱和酸碱平衡失调，放置胃管、胃肠减压，解除胃潴留，口服 H_2RA 或 PPI 制剂；不全肠梗阻可应用促动力药。

（六）外科手术治疗

主要应用于急性溃疡穿孔、穿透性溃疡、大量反复出血、内科治疗无效、器质性肠梗阻、胃溃疡癌变或者癌变不能排除、顽固性或难治性溃疡。

第三节 急性重症胰腺炎

一、概述

急性胰腺炎是指多种病因导致胰酶在胰腺内被激活后引起胰腺自身消化的炎症反应。临床上以急性腹痛及血、尿淀粉酶的升高为特点，病情轻重不等。按临床表现和病理改变，可分为轻症急性胰腺炎（MAP）和重症急性胰腺炎（SAP）。前者多见，临床上占急性胰腺炎的 90%，预后良好；后者病情严重，常并发感染、腹膜炎和休克等，病死率高。

二、病因和发病机制

（一）胆管疾病

胆石、蛔虫或感染致使壶腹部出口处梗阻，使胆汁排出障碍，当胆管内压超过胰管内压时，胆汁、胆红素和溶血磷脂酰胆碱及细菌毒素可逆流入胰管，或通过胆胰间淋巴系统扩散至胰腺，损害胰管黏膜屏障，进而激活胰酶引起胰腺自身消化。

（二）十二指肠疾病与十二指肠液反流

一些伴有十二指肠内压增高的疾病，如肠系膜上动脉压迫、环状胰腺、胃肠吻合术后输入段梗阻、邻近十二指肠乳头的憩室炎等，常有十二指肠内容物反流入胰管，激活胰酶，引起胰腺炎。

（三）大量饮酒和暴饮暴食

大量饮酒和暴饮暴食可增加胆汁和胰液分泌、引起十二指肠乳头水肿和 Oddi 括约肌痉挛；乙醇还可使胰液形成蛋白"栓子"，使胰液排泄受阻，引发胰腺炎。

（四）胰管梗阻

胰管结石或蛔虫、狭窄、肿瘤、胰腺分裂症等均可引起胰管阻塞，使管内压力增高，胰液渗入间质，导致急性胰腺炎。

（五）手术与外伤

腹部手术可能直接损伤胰腺或影响其血供。ERCP 检查时可因重复注射造影剂或注射压力过高，引起急性胰腺炎（约 3％）。腹部钝挫伤可直接挤压胰腺组织引起胰腺炎。

（六）内分泌与代谢障碍

甲状旁腺功能亢进症、甲状旁腺肿瘤、维生素 D 过量等均可引起高钙血症，产生胰管钙化、形成结石，进而刺激胰液分泌和促进胰蛋白酶原激活而引起急性胰腺炎。高脂血症可使胰液内脂质沉着，引起血管的微血栓或损坏微血管壁而伴发胰腺炎。

（七）感染

腮腺炎病毒、柯萨奇病毒 B、埃可病毒、肝炎病毒感染均可伴急性胰腺炎，特别是急性重型肝炎患者可并发急性胰腺炎。

（八）药物

与胰腺炎有关的药物有硫唑嘌呤、肾上腺糖皮质激素、噻嗪类利尿药、四环素、磺胺类、甲硝唑、阿糖胞苷等，这些药物可使胰液分泌或黏稠度增加。

三、临床特点

（一）症状

1.腹痛

腹痛为本病最主要的表现。95％的急性胰腺炎患者首发症状是腹痛，常在大量饮酒或饱餐后突然发作，程度轻重不一，可以是钝痛、钻顶或刀割样痛，呈持续性，也可阵发性加剧，不能为一般解痉药所缓解。多数位于上腹部、脐区，也可位于左右上腹部，并向腰背部放射。弯腰或起坐前倾位可减轻疼痛。轻症者在 3～5 天即缓解；重症腹痛剧烈且持续时间长。由于腹腔渗液扩散，可弥漫呈全腹痛。

2.恶心、呕吐

大多数起病后即伴恶心、呕吐，呕吐常较频繁。呕吐出食物或胆汁，呕吐后腹痛不能缓解。

3.发热

大多数为中度以上发热。一般持续 3～5 天，如发热持续不退或逐日升高，则提示为出血坏死性胰腺炎或继发感染。

4.黄疸

常于起病后 1～2 天出现，多为胆管结石或感染所致，随着炎症消退逐渐消失，如病后 5～7 天出现黄疸，应考虑并发胰腺假性囊肿压迫胆总管的可能，或由于肝损害而引起肝细胞性黄疸。

5.低血压或休克

重症常发生低血压或休克，患者烦躁不安、皮肤苍白湿冷、脉搏细弱、血压下降，极少数可突然发生休克，甚至猝死。

（二）体征

轻症急性胰腺炎腹部体征较轻，上腹有中度压痛，无或轻度腹肌紧张和反跳痛，均有腹胀，一般无移动性浊音。

重症急性胰腺炎上腹压痛明显,并有腹肌紧张及反跳痛,出现腹膜炎时则全腹明显压痛、腹肌紧张,重者有板样强直。伴肠麻痹者有明显腹胀、肠鸣音减弱或消失,可叩出移动性浊音。腹水为少量至中等量,常为血性渗液。少数重症患者两侧胁腹部皮肤出现蓝-棕色瘀斑,称为Grey-Turner征;脐周皮肤呈蓝-棕色瘀斑,称为 Cullen 征,系因血液、胰酶、坏死组织穿过筋膜和肌层进入皮下组织所致。起病 2～4 周后因假性囊肿或胰及其周围脓肿,于上腹部可扪及包块。

（三）并发症

1.局部并发症

（1）胰腺脓肿:一般在起病后 2～3 周,因胰腺或胰周坏死组织继发细菌感染而形成脓肿。

（2）假性囊肿:多在起病后 3～4 周形成。由于胰液和坏死组织在胰腺本身或胰周围被包裹而形成囊肿,囊壁无上皮,仅为坏死、肉芽、纤维组织。囊肿常位于胰腺体、尾部,数目不等、大小不一。

2.全身并发症

重症急性胰腺炎常并发不同程度的多脏器功能衰竭（MOF）。

（1）急性呼吸衰竭（呼吸窘迫综合征）:呼吸衰竭可在胰腺炎发病 48 h 即出现。早期表现为呼吸急促,过度换气,可呈呼吸性碱中毒。动脉血氧饱和度下降,即使高流量吸氧,呼吸困难及缺氧也不易改善,乳酸血症逐渐加重。晚期 CO_2 排出受阻,呈呼吸性及代谢性酸中毒。

（2）急性肾衰竭:少尿、无尿、尿素氮增高,可迅速发展成为急性肾衰竭,多发生于病程的前5 天,常伴有高尿酸血症。

（3）心律失常与心功能不全:胰腺坏死可释放心肌抑制因子,抑制心肌收缩,降低血压,导致心力衰竭。心电图可有各种改变,如 ST-T 改变、传导阻滞、期前收缩、心房颤动或心室颤动等。

（4）脑病:表现为意识障碍、定向力丧失、幻觉、躁动、抽搐等,多在起病后 3～5 天出现。若有精神症状者,预后差,病死率高。

（5）其他:如弥散性血管内凝血（DIC）、糖尿病、败血症及真菌感染、消化道出血、血栓性静脉炎等。

（四）辅助检查

1.白细胞计数

多有白细胞增多及中性粒细胞核左移。

2.淀粉酶测定

淀粉酶升高对诊断急性胰腺炎有价值,但无助于水肿型和出血坏死型胰腺炎的鉴别。

（1）血淀粉酶:在起病后 6～12 h 开始升高,24 h 达高峰,常超过正常值 3 倍以上,维持48～72 h 后逐渐下降。若淀粉酶反复升高,提示复发;若持续升高,提示有并发症可能。需注意:淀粉酶升高程度与病情严重性并不一致。在重症急性胰腺炎,如腺泡破坏过甚,血清淀粉酶可不高,甚或明显下降。某些胰外疾病也可引起淀粉酶升高,如胆囊炎、胆石症、溃疡穿孔、腹部创伤、急性阑尾炎、肾功能不全、急性妇科疾病、肠梗阻或肠系膜血管栓塞等,均可有轻度淀粉酶升高。

（2）尿淀粉酶:尿淀粉酶升高较血淀粉酶稍迟,发病后 12～24 h 开始升高,下降缓慢,可持续 1～2 周,急性胰腺炎并发肾衰竭者尿中可测不到淀粉酶。

3.血清脂肪酶测定

急性胰腺炎时,血清脂肪酶的增高较晚于血清淀粉酶,于起病后 $24\sim72$ h 开始升高,持续 $7\sim10$ 天,对起病后就诊较晚的急性胰腺炎患者有诊断价值,而且特异性也较高。

4.血钙测定

急性胰腺炎时常发生低钙血症。低血钙程度和临床病情严重程度相平行。若血钙低于 1.75 mmol/L,仅见于重症胰腺炎患者,为预后不良征兆。

5.其他生化检查

急性胰腺炎时,常见暂时性血糖升高,与胰岛素释放减少和胰高血糖素释放增加有关。持久性的血糖升高(>10 mmol/L)提示胰腺坏死。部分患者可出现高甘油三酯血症、高胆红素血症。胸腔积液或腹水中淀粉酶可明显升高。如出现低氧血症、低蛋白血症、血尿素氮升高等,均提示预后不良。

6.影像学检查

超声与 CT 显像对急性胰腺炎及局部并发症有重要的诊断价值。急性胰腺炎时,超声与 CT 检查可见胰腺弥漫性增大,其轮廓及其与周围边界模糊不清,胰腺实质不均,坏死区呈低回声或低密度图像,并清晰显示胰内、外组织坏死的范围与扩展方向,对并发腹膜炎、胰腺囊肿或脓肿诊断也有帮助。肾衰竭或因过敏而不能接受造影剂者可行磁共振检查。

四、诊断和鉴别诊断

急性上腹痛,血、尿淀粉酶显著升高时,应想到急性胰腺炎的可能,但重症胰腺炎淀粉酶可能正常,故诊断必须结合临床表现、必要的实验室检查和影像检查结果,并排除其他急腹症者方能确立诊断。具有以下临床表现者有助于重症胰腺炎的诊断,①症状:烦躁不安、四肢厥冷、皮肤呈斑点状等休克征象。②腹肌强直,腹膜刺激征阳性,Grey-Turner 征或 Cullen 征出现。③实验室检查:血钙降至 2 mmol/L 以下,空腹血糖>11.2 mmol/L(无糖尿病史),血尿淀粉酶突然下降。④腹腔穿刺有高淀粉酶活性的腹水。

前已述及,胰腺外疾病也可出现淀粉酶升高,许多胸腹部疾病也会出现腹痛,故在诊断急性胰腺炎时,应结合病史、体征、心电图、有关的实验室检查和影像学检查加以鉴别。

五、急诊处理

(一)一般处理

1.监护

严密观察体温、脉搏、呼吸、血压与尿量。密切观察腹部体征变化,不定期检测血、尿淀粉酶和电解质(K^+、Na^+、Cl^-、Ca^{2+})、血气分析、肾功能等。

2.维持血容量及水、电解质平衡

因呕吐、禁食、胃肠减压而丢失大量水分和电解质,需给予补充。尤其是重症急性胰腺炎,胰周大量渗出,有效血容量下降将导致低血容量性休克。每天补充 3 000～4 000 mL 液体,包括晶体溶液和胶体溶液,如输新鲜血、血浆或白蛋白,注意电解质与酸碱平衡,尤其要注意低钾和酸中毒。

3.营养支持

对重症胰腺炎尤为重要。早期给予全胃肠外营养(TPN),如无肠梗阻,应尽早进行空肠插管,过渡到肠内营养(EN)。可增强肠道黏膜屏障,防止肠内细菌移位。

4.止痛

可用哌替啶 50～100 mg 肌内注射,必要时可 6～8 h 重复注射。禁用吗啡,因吗啡对 Oddi 括约肌有收缩作用。

(二)抑制或减少胰液分泌

1.禁食和胃肠减压

以减少胃酸和胰液的分泌,减轻呕吐与腹胀。

2.抗胆碱能药物

如阿托品 0.5 mg,每 6 h 肌内注射 1 次,能抑制胰液分泌,并改善胰腺微循环,有肠麻痹者不宜使用。

3.制酸药

如 H_2 受体拮抗药法莫替丁静脉滴注,或质子泵抑制剂奥美拉唑 20～40 mg 静脉注射,可以减少胃酸分泌以间接减少胰液分泌。

4.生长抑素及其类似物奥曲肽

可抑制缩胆囊素、促胰液素和促胃液素释放,减少胰酶分泌,并抑制胰酶和磷脂酶活性。

(三)抑制胰酶活性

可抑制胰酶分泌及已释放的胰酶活性,适用于重症胰腺炎早期治疗。

1.抑肽酶

可抑制胰蛋白酶;抑制纤溶酶和纤溶酶原的激活因子,从而阻止纤溶酶原的活化,可以防治纤维蛋白溶解引起的出血。

2.加贝酯

加贝酯是一种合成胰酶抑制药,具有强力抑制胰蛋白酶、激肽酶、纤溶酶、凝血酶等活性作用,从而阻止胰酶对胰腺的自身消化作用。

(四)抗生素

因胆管感染、急性胰腺炎继发感染及肠道细菌移位,可给予广谱抗生素。

(五)并发症的处理

急性呼吸窘迫综合征除用地塞米松、利尿药外,还应做气管切开,并使用呼吸终末正压人工呼吸器。有高血糖或糖尿病时,使用胰岛素治疗;有急性肾衰竭者采用透析治疗。

(六)手术治疗

适应证有:①急性胰腺炎诊断尚未肯定,而又不能排除内脏穿孔、肠梗阻等急腹症时,应进行剖腹探查。②合并腹膜炎经抗生素治疗无好转者。③胆源性胰腺炎处于急性状态,需外科手术解除梗阻。④并发胰腺脓肿、感染性假性囊肿或结肠坏死,应及时手术。

第四节　急性出血坏死性肠炎

急性出血坏死性肠炎(acute hemorr hagic and necrotic enteritis)是一种以小肠广泛出血坏死为特征的急性非特异性炎症,临床以腹痛、腹泻、便血、腹胀、呕吐、发热为主要表现,严重者可发生小肠坏死、穿孔、休克、DIC等,病情凶险,病死率高。此病各年龄段均有发病,但以青少年多见。

一、病因与发病机制

急性出血坏死性肠炎的病因不十分清楚,目前认为可能是感染、免疫低下、饮食不当等多因素共同作用、相互影响的结果,其中产气荚膜杆菌感染在本病发病中的作用受到相当多的关注,被认为可能起重要作用。

产气荚膜杆菌感染假说认为,当产气荚膜杆菌感染时,此菌产生 β 毒素,由于机体肠腔内缺乏能破坏 β 毒素的蛋白酶,致 β 毒素使肠绒毛麻痹破坏肠道的保护屏障,使细菌引起肠黏膜的变态反应,肠黏膜微循环发生障碍,进而引起肠黏膜的坏死性改变。

二、病理

本病病理表现以累及小肠,多以空肠下段为重,也可出现胃、十二指肠、结肠受累。病变多呈节段性分布,可融合成片。病变多自黏膜下层发生,向黏膜层发展,出现黏膜肿胀增厚、黏膜粗糙呈鲜红色或暗褐色,可见片状坏死和散在溃疡,黏膜下层水肿。患者则表现以腹泻为主,出现黏膜广泛坏死脱落则有大量便血。病变向浆肌层发展时,可出现肠蠕动障碍,患者出现麻痹性肠梗阻,肠壁肌层或全层炎症、坏死,肠内细菌或毒素外渗,甚而肠壁穿孔,出现严重的腹膜炎和中毒性休克。

三、诊断要点

(一)症状

1.腹痛、腹胀

腹痛、腹胀多为急性起病,起初较轻,渐加重,腹痛以脐周或上腹部多见,也可表现为左下腹或右下腹,甚至全腹,腹痛渐呈持续性,剧烈,难以忍受,可有阵发性加剧。疼痛部位常有压痛,可有反跳痛提示存在腹膜炎,病情较重。

2.腹泻、便血

病初常为黄色稀水样便或蛋花样便,每日 2～10 次不等,不久出现血便,可以为鲜血、果酱样或黑便,有恶臭。多无里急后重。轻症只表现腹泻无便血,但大便潜血多为阳性。

3.恶心、呕吐

恶心、呕吐与腹痛、腹泻常同时出现。呕吐物可有胆汁或咖啡样胃内容物。

4.中毒症状

早期发热在38℃左右,有时可达40℃以上,可出现四肢厥冷、皮肤花纹、血压下降等中毒性休克症状,以及抽搐、昏迷、贫血、腹水、电解质紊乱、DIC等表现。

（二）体征

查体可见腹部饱满,有时可见肠型,腹部有压痛。有腹肌紧张和反跳痛时,提示有急性腹膜炎。渗出液较多时可叩出移动性浊音,腹水可呈血性。早期肠鸣音亢进,有肠梗阻时可有气过水声或金属音,腹膜炎加重时肠鸣音减弱或消失。

（三）辅助检查

1.血常规检查

可有不同程度的贫血,中性粒细胞可正常或升高,肠坏死明显时可出现类白血病反应,核左移明显,部分患者可出现中毒性颗粒。

2.大便常规检查

粪便呈血水样或果酱样,镜检可见大量红细胞、中等量白细胞,大便潜血实验阳性。部分病例大便培养获得产气荚膜梭状芽孢杆菌可确诊。

3.X线检查

早期可发现局限性小肠积气和胃泡胀气,部分患者可有胃内液体潴留。其后可见肠管扩张,黏膜皱襞模糊、粗糙,肠腔内有大小不等的液平面,肠壁水肿增厚,肠间隙增宽。坏死肠段可显示规则致密阴影,肠穿孔时可有膈下游离气体。急性期为避免加重出血和肠穿孔,一般不做钡灌肠检查。

四、分型

临床一般分为以下5型。各型之间无严格界限,以临床表现特点突出为主,病程中可发生转化。

（一）肠炎型

临床最常见,以腹痛、腹泻、恶心、呕吐等症状为主要表现。病变常侵犯黏膜和黏膜下层,以渗出性炎症为主。

（二）便血型

本型以便血为主要表现。是由于肠黏膜及黏膜下层的严重出血坏死所致。

（三）肠梗阻型

患者恶心、呕吐、腹胀、腹痛,伴停止排气、排便,肠鸣音消失。腹透有肠梗阻表现。肠壁肌层受累导致麻痹性肠梗阻所致。

（四）腹膜炎型

本型主要表现为腹痛较重,有腹膜刺激征表现。与肠壁缺血性坏死炎症反应较强及肠壁穿孔有关。

（五）中毒休克型

本型患者全身症状较重,发热、谵妄、昏迷、低血压、休克表现突出。其发生与病变广泛、大量毒素和血管活性物质吸收有关。本型最为凶险,病死率很高。

五、病情判断

本病肠炎型、便血型,病情多轻、预后好。肠梗阻型、腹膜炎型、中毒休克型,病情多重,预后差,病死率可达30%。

六、治疗

(一)内科治疗

1.禁食

轻症患者可进食流质易消化的碳水化合物。病情较重,腹胀、腹痛、恶心、呕吐明显者应禁食,并行胃肠减压。经治疗病情好转可逐渐由流质、半流质、软饭过渡到普通饮食。

2.支持治疗

急性出血坏死性肠炎发病后,由于经消化道进食摄入营养受限,机体消耗增加,应注意加强静脉补液及能量和营养物质的补偿。一般成人每天补液在2 000～3 000 mL之间,使尿量维持在1 000 mL以上。能量补给注意葡萄糖、氨基酸、脂肪乳剂的合理搭配,注意微量元素、维生素的补充。重症患者适当补充悬浮红细胞、血浆或白蛋白。有休克表现的应积极抗休克治疗。包括补足血容量,适当补充胶体液,对血压恢复不好的可应用血管活性药物。

3.抗生素治疗

应针对病原菌选用抗生素,常用抗生素有氨基糖苷类、青霉素类、头孢类、喹诺酮类及硝咪唑(尼米达唑)类。抗生素宜早期、足量联合应用。多主张两种作用机制不同的药物联合应用,可得到较好的疗效。

4.肾上腺皮质激素治疗

肾上腺皮质激素可抑制炎症反应,改善和提高机体的应激能力,减轻中毒症状。一般可每日用地塞米松10～20 mg或氢化可的松200～400 mg静滴。一般用药3～5天,不宜过长。

5.对症治疗

腹痛可用阿托品、山莨菪碱,如效果不佳可在严密观察下用布桂嗪(强痛定)、曲马朵,甚至哌替啶。便血可用维生素K、酚磺乙胺(止血敏)、巴曲酶(立止血)等,大出血可用善宁或施他宁静滴,有输血指征者可输血治疗。

(二)外科治疗

本病经内科积极治疗,大多可痊愈。对积极治疗,病情无明显好转,有如下情况者应积极考虑手术治疗:有明显肠坏死倾向;疑有肠穿孔;疑有绞窄性肠梗阻及不能排除其他急腹症;便血或休克经内科积极保守治疗无效。

第五节　急性上消化道出血

一、概论

上消化道出血是指屈氏韧带(即十二指肠悬韧带)以上的消化道包括食管、胃、十二指肠、胆管及胰管的出血,胃空肠吻合术后的空肠上段出血也包括在内。大量出血是指短时间内出血量超过1 000 mL或达血容量20%的出血。上消化道出血为临床常见急症,以呕血、黑便为主要症状,常伴有血容量不足的临床表现。

(一)病因

上消化道疾病和全身性疾病均可引起上消化道出血,临床上最常见的病因是消化性溃疡、食管胃底静脉曲张破裂、急性胃黏膜损害及胃癌。糜烂性食管炎、食管贲门黏膜撕裂综合征引起的出血也不少见。

(二)诊断

1.临床表现特点

(1)呕血与黑便:是上消化道出血的直接证据。幽门以上出血且出血量大者常表现为呕血。呕出鲜红色血液或血块者表明出血量大、速度快,血液在胃内停留时间短。若出血速度较慢,血液在胃内经胃酸作用后变性,则呕吐物可呈咖啡样。幽门以下出血表现为黑便,但如出血量大而迅速,幽门以下出血也可以反流到胃腔而引起恶心、呕吐,表现为呕血。黑便的颜色取决于出血的速度与肠道蠕动的快慢。粪便在肠道内停留的时间短,可排出暗红色的粪便。反之,空肠、回肠,甚至右半结肠出血,如在肠道中停留时间长,也可表现为黑便。

(2)失血性周围循环衰竭:急性周围循环衰竭是急性失血的后果,其程度的轻重与出血量及速度有关。少量出血可因机体的代偿机制而不出现临床症状。中等量以上出血常表现为头晕、心悸、口渴、冷汗、烦躁及昏厥。体检可发现面色苍白、皮肤湿冷、心率加快、血压下降。大量出血者可在黑便排出前出现晕厥与休克,应与其他原因引起的休克鉴别。老年人大量出血可引起心、脑方面的并发症,应引起重视。

(3)氮质血症:上消化道出血后常出现血中尿素氮浓度升高,24~28 h达高峰,一般不超过14.3 mmol/L(40 mg/dL),3~4天降至正常。若出血前肾功能正常,出血后尿素氮浓度持续升高或下降后又再升高,应警惕继续出血或止血后再出血的可能。

(4)发热:上消化道出血后,多数患者在24 h内出现低热,但一般不超过38℃,持续3~5天降至正常。引起发热的原因尚不清楚,可能与出血后循环血容量减少,周围循环障碍,导致体温调节中枢的功能紊乱,再加以贫血的影响等因素有关。

2.实验室及其他辅助检查特点

(1)血常规:红细胞及血红蛋白在急性出血后3~4 h开始下降,血细胞比容也下降。白细胞稍有反应性升高。

(2)隐血试验:呕吐物或黑便隐血反应呈强阳性。

(3)血尿素氮:出血后数小时内开始升高,24～28 h 内达高峰,3～4 天降至正常。

3.诊断与鉴别诊断

根据呕血、黑便和血容量不足的临床表现,以及呕吐物、黑便隐血反应呈强阳性,红细胞计数和血红蛋白浓度下降的实验室证据,可作出消化道出血的诊断。下面几点在临床工作中值得注意。

(1)上消化道出血的早期识别:呕血及黑便是上消化道出血的特征性表现,但应注意部分患者在呕血及黑便前即出现急性周围循环衰竭的征象,应与其他原因引起的休克或内出血鉴别。及时进行直肠指检可较早发现尚未排出体外的血液,有助于早期诊断。

呕血和黑便应和鼻出血、拔牙或扁桃体切除术后吞下血液鉴别,通过询问发病过程与手术史不难加以排除。进食动物血液、口服铁剂、铋剂及某些中药,也可引起黑色粪便,但均无血容量不足的表现与红细胞、血红蛋白降低的证据,可以凭借此加以区别。呕血有时尚需与咯血鉴别,支持咯血的要点是:①患者有肺结核、支气管扩张、肺癌、二尖瓣狭窄等病史。②出血方式为咯出,咯出物呈鲜红色,有气泡与痰液,呈碱性。③咯血前有咳嗽、喉痒、胸闷、气促等呼吸道症状。④咯血后通常不伴黑便,但仍有血丝痰。⑤胸部 X 线片通常可发现肺部病灶。

(2)出血严重程度的估计:由于出血大部分积存于胃肠道,单凭呕出或排出量估计实际出血量是不准确的。根据临床实践经验,下列指标有助于估计出血量:出血量每日超过 5 mL 时,粪便隐血试验则可呈阳性;当出血量超过 60 mL,可表现为黑便;呕血则表示出血量较大或出血速度快。若出血量在 500 mL 以内,由于周围血管及内脏血管的代偿性收缩,可使重要器官获得足够的血液供应,因而症状轻微或者不引起症状。若出血量超过 500 mL,可出现全身症状,如头晕、心悸、乏力、出冷汗等。若短时间内出血量>1 000 mL,或达全身血容量的 20% 时,可出现循环衰竭表现,如四肢厥冷、少尿、晕厥等,此时收缩压可<12 kPa(90 mmHg)或较基础血压下降 25%,心率>120 次/分,血红蛋白<70 g/L。事实上,当患者体位改变时出现血压下降及心率加快,说明患者血容量明显不足、出血量较大。因此,仔细测量患者卧位与直立位的血压与心率,对估计出血量很有帮助。另外,应注意不同年龄与体质的患者对出血后血容量不足的代偿功能相差很大,因而相同出血量在不同患者引起的症状也有很大差别。

(3)出血是否停止的判断:上消化道出血经过恰当的治疗,可于短时间内停止出血。但由于肠道内积血需经数日(3 天)才能排尽,因此不能以黑便作为判断继续出血的指征。临床上出现以下情况应考虑继续出血的可能:①反复呕血,或黑便次数增多,粪质转为稀烂或暗红。②周围循环衰竭经积极补液输血后未见明显改善。③红细胞计数、血红蛋白测定与血细胞比容继续下降,网织红细胞持续增高。④在补液与尿量足够的情况下,血尿素氮持续或再次增高。

(4)出血的病因诊断:过去病史、症状与体征可为出血的病因诊断提供重要线索,但确诊出血原因与部位需靠器械检查。①内镜检查:是诊断上消化道出血最常用与准确的方法。出血后24～48 h 内的紧急内镜检查价值更大,可发现十二指肠降部以上的出血灶,尤其对急性胃黏膜损害的诊断更具意义,因为该类损害可在几日内愈合而不留下痕迹。有报道,紧急内镜检查可发现 90% 的出血原因。在紧急内镜检查前需先补充血容量,纠正休克。一般认为,患者收缩压>12 kPa(90 mmHg)、心率<110 次/分、血红蛋白浓度≥70 g/L 时,进行内镜检查较为安全。

若有活动性出血,内镜检查前应先插鼻胃管,抽吸胃内积血,并用生理盐水灌洗至抽吸物清亮,然后拔管行胃镜检查,以免积血影响观察。②X线钡餐检查:上消化道出血患者何时行钡餐检查较合适,各家尚有争论。早期活动性出血期间,胃内积血或血块影响观察,且患者处于危急状态,需要进行输血、补液等抢救措施而难以配合检查。早期行X线钡餐检查还有引起再出血之虞,因此目前主张X线钡餐检查最好在出血停止和病情稳定数日后进行。③选择性腹腔动脉造影:若上述检查未能发现出血部位与原因,可行选择性肠系膜上动脉造影。若有活动性出血,且出血速度>0.5 mL/min时,可发现出血病灶,可同时行栓塞治疗而达到止血的目的。④胶囊内镜:用于常规胃、肠镜检查无法找到出血灶的原因未明消化道出血患者,是近年来主要用于小肠疾病检查的新技术。国内外已有较多胶囊内镜用于不明原因消化道出血检查的报道,病灶检出率在50%～75%之间,显性出血者病变检出率高于隐性出血者。胶囊内镜检查的优点是无创、患者容易接受,可提示活动性出血的部位。缺点是胶囊内镜不能操控,对病灶的暴露有时不理想,也不能取病理活检。⑤小肠镜:推进式小肠镜可窥见Treitz韧带远端约100 cm的空肠,对不明原因消化道出血的病因诊断率可达40%～65%。该检查需用专用外套管,患者较痛苦,有一定的并发症发生率。近年应用于临床的双气囊小肠镜可检查全小肠,大大提高了不明原因消化道出血的病因诊断率。据国内外报道,双气囊全小肠镜对不明原因消化道出血的病因诊断率在60%～77%。双气囊全小肠镜的优势在于能够对可疑病灶进行仔细观察、取活检,且可进行内镜下止血治疗,如氩离子凝固术、注射止血术或息肉切除术等。对原因未明的消化道出血患者,有条件的医院应尽早行全小肠镜检查。⑥放射性核素:^{99m}Tc标记红细胞扫描,注射^{99m}Tc标记红细胞后,连续扫描10～60 min,如发现腹腔内异常放射性浓聚区则视为阳性,可依据放射性浓聚区所在部位及其在胃肠道的移动来判断消化道出血的可能部位,适用于怀疑小肠出血的患者,也可作为选择性腹腔动脉造影的初筛方法,为选择性动脉造影提供依据。

(三)治疗

上消化道出血病情急,变化快,严重时可危及患者生命,应采取积极措施进行抢救。

1.抗休克

上消化道出血的初步诊断一经确立,则抗休克、迅速补充血容量应放在一切医疗措施的首位,不应忙于进行各种检查,可选用生理盐水、林格液、右旋糖酐或其他血浆代用品。出血量较大者,特别是出现循环衰竭者,应尽快输入足量同型浓缩红细胞或全血。出现下列情况时有紧急输血指征:①患者改变体位时出现晕厥。②收缩压≤12 kPa(90 mmHg)。③血红蛋白浓度≤70 g/L。对于肝硬化食管胃底静脉曲张破裂出血者应尽量输入新鲜血,且输血量适中,以免门静脉压力增高导致再出血。

2.迅速提高胃内酸碱度(pH)

当胃内pH提高至5时,胃内胃蛋白酶原的激活明显减少,活性降低。而pH升高至7时,则胃内的消化酶活性基本消失,对出血部位凝血块的消化作用消失,起到协助止血的作用。自身消化作用的减弱或消失,对溃疡或破损部位的修复也起促进作用,有利于出血病灶的愈合。

3.止血

根据不同的病因与具体情况,因地制宜选用最有效的止血措施。

4.监护

严密监测病情变化,患者应卧床休息,保持安静,保持呼吸道通畅,避免呕血时血液阻塞呼吸道而引起窒息。严密监测患者的生命体征,如血压、脉搏、呼吸、尿量及神志变化。观察呕血及黑便情况,定期复查红细胞数、血红蛋白浓度、血细胞比容。必要时行中心静脉压测定。对老年患者根据具体情况进行心电监护。

留置鼻胃管可根据抽吸物颜色监测胃内出血情况,也可通过胃管注入局部止血药物,有助于止血。

二、消化性溃疡出血

胃及十二指肠溃疡出血占全部上消化道出血病因的50%左右。

(一)诊断

(1)根据本病的慢性过程、周期性发作及节律性上腹痛,一般可作出初步诊断。出血前上腹部疼痛常加重,出血后可减轻或缓解。应注意,15%的患者可无上腹痛病史,而以上消化道出血为首发症状。也有部分患者虽有上腹部疼痛症状,但规律性并不明显。

(2)胃镜检查常可发现溃疡灶。对无明显病史、诊断疑难或有助于治疗时,应争取行紧急胃镜检查。若有胃镜检查禁忌证或无条件行胃镜检查,可于出血停止后数日行 X 线钡餐检查。

(二)治疗

治疗原则与上述相同。一般少量出血经适当内科治疗后可于短期内止血,大量出血则应引起高度重视,宜采取综合治疗措施。

1.饮食

目前不主张过分严格的禁食。若患者无呕血或明显活动性出血的征象,可予流质饮食,并逐渐过渡到半流质饮食。但若患者有频繁呕血或解稀烂黑便,甚至暗红色血便,则主张暂时禁食,直至活动性出血停止才予进食。

2.提高胃内 pH 的措施

提高胃内 pH 的主要措施是静脉内使用抑制胃酸分泌的药物。静脉使用质子泵抑制剂如奥美拉唑首剂 80 mg,然后每 12 h 40 mg 维持。国外有报道,首剂注射 80 mg 后以每小时 8 mg 的速度持续静脉滴注,认为可稳定提高胃内 pH,提高止血效果。当活动性出血停止后,可改口服治疗。

3.内镜下止血

内镜下止血是溃疡出血止血的首选方法,疗效肯定。常用方法包括注射疗法,在出血部位附近注射 1∶10 000 肾上腺素溶液,热凝固方法(电极、热探头、氩离子凝固术等)。目前主张首选热凝固疗法或联合治疗,即注射疗法加热凝固方法,或止血类加注射疗法,可根据条件及医师经验选用。

4.手术治疗

经积极内科治疗仍有活动性出血者,应及时邀请外科医师会诊。手术治疗仍是消化性溃疡出血治疗的有效手段,其指征为:①严重出血经内科积极治疗仍不止血,血压难以维持正常,或血压虽已正常,但再次大出血。②以往曾有多次严重出血,间隔时间较短后再次出血的。

③合并幽门梗阻、穿孔，或疑有癌症的患者。

三、食管胃底静脉曲张破裂出血

食管胃底静脉曲张破裂出血为上消化道出血常见病因，出血量往往较大，病情凶险，病死率较高。

（一）诊断

(1)起病急，出血量往往较大，常有呕血。

(2)有慢性肝病史。若发现黄疸、蜘蛛痣、肝掌、腹壁静脉曲张、脾大、腹水等有助于诊断。

(3)实验室检查可发现肝功能异常，特别是白/球蛋白比例倒置、凝血酶原时间延长、血清胆红素增高。血常规检查有红细胞、白细胞及血小板减少等脾功能亢进表现。

(4)胃镜检查或食管吞钡检查发现食管静脉曲张。

值得注意的是，有不少的肝硬化消化道出血原因不是食管胃底静脉曲张破裂出血，而是急性胃黏膜糜烂或消化性溃疡。急诊胃镜检查对出血原因部位的诊断具有重要意义。

（二）治疗

除按前述紧急治疗、输液及输血抗休克、使用抑制胃酸分泌药物外，下列方法可根据具体情况选用。

1.药物治疗

药物治疗是各种止血治疗措施的基础，在建立静脉通路后即可使用，为后续的各种治疗措施创造条件。

(1)生长抑素及其类似品：可降低门静脉压力。国内外临床试验表明，该类药物对控制食管胃底曲张静脉出血有效，止血有效率在 $70\%\sim90\%$，与气囊压迫相似。目前供应临床使用的有 14 肽生长抑素，用法是首剂 $250~\mu g$ 静脉注射，继而 3 mg 加入 5% 葡萄糖液 500 mL 中，$250~\mu g/h$ 连续静脉滴注，连用 $3\sim5$ 天。因该药半减期短，若输液中断超过 3 min，需追加 $250~\mu g$ 静脉注射，以维持有效的血药浓度。奥曲肽是一种合成的 8 肽生长抑素类似物，具有与 14 肽相似的生物学活性，半减期较长。其用法是奥曲肽首剂 $100~\mu g$ 静脉注射，继而 $600~\mu g$，加入 5% 葡萄糖液 500 mL 中，以 $25\sim50~\mu g/h$ 的速度静脉滴注，连用 $3\sim5$ 天。生长抑素治疗食管静脉曲张破裂出血止血率与气囊压迫相似，其最大的优点是无明显的不良反应。在硬化治疗前使用有利于减少活动性出血，使视野清晰，便于治疗。硬化治疗后再静脉滴注一段时间可减少再出血的机会。

(2)血管升压素：作用机制是通过对内脏血管的收缩作用，减少门静脉血流量，降低门静脉及其侧支的压力，从而控制食管、胃底静脉曲张破裂出血。目前推荐的疗法是 0.2 U/min，持续静脉滴注，视治疗反应，可逐渐增加剂量，至 0.4 U/min。如出血得到控制，应继续用药 $8\sim12$ h，然后停药。如果治疗 $4\sim6$ h 后仍不能控制出血，或出血一度中止而后又复发，应及时改用其他疗法。由于血管升压素具有收缩全身血管的作用，其不良反应包括血压升高、心动过缓、心律失常、心绞痛、心肌梗死、缺血性腹痛等。

2.内镜治疗

(1)硬化栓塞疗法(EVS)：在有条件的医疗单位，EVS 为当今控制食管静脉曲张破裂出血的首选疗法。EVS 紧急止血成功率超过 90%，EVS 治疗组出血致死率较其他疗法明显降低。

适应证：一般来说，不论什么原因引起的食管静脉曲张破裂出血，均可考虑行 EVS，下列情况下更是 EVS 的指征：重度肝功能不全、储备功能低下如 Child C 级、低血浆蛋白质、血清胆红素升高的患者；合并有心、肺、脑、肾等重要器官疾病而不宜手术者；合并有预后不良或无法切除之恶性肿瘤者，尤以肝癌为常见；已行手术治疗而再度出血，不可再次手术治疗，而常规治疗无效者；经保守治疗（包括三腔二囊管压迫）无效者。

禁忌证：有效血容量不足，血循环状态尚不稳定者；正在不断大量呕血者，因为行 EVS 可造成呼吸道误吸，加上视野不清也无法进行治疗操作；已濒临呼吸衰竭者，由于插管可加重呼吸困难，甚至导致呼吸停止；肝性脑病或其他原因的意识不清无法合作者；严重心律失常或新近发生心肌梗死者；出血倾向严重，虽然内科纠正治疗，但仍远未接近正常者；长期用三腔二囊管压迫，可能造成较广泛的溃疡及坏死者，EVS 疗效常不满意。

硬化剂的选择：乙氧硬化醇（AS），主要成分为表面麻醉剂 polidocanol 与乙醇；AS 的特点是对组织损伤作用小，有较强的致组织纤维作用，黏度低，可用较细的注射针注入，是一种比较安全的硬化剂；AS 可用于血管旁与血管内注射，血管旁每点 2～3 mL，每条静脉内 4～5 mL，每次总量不超过 30 mL。乙醇胺油酸酯（EO），以血管内注射为主，因可引起较明显的组织损害，每条静脉内不超过 5 mL，血管旁每点不超过 3 mL，每次总量不超过 20 mL。十四羟基硫酸钠（TSS），据报道硬化作用较强，止血效果好，用于血管内注射。鱼肝油酸钠，以血管内注射为主，每条静脉 2～5 mL，总量不超过 20 mL。

术前准备：补充血容量，纠正休克；配血备用；带静脉补液进入操作室；注射针充分消毒，检查内镜、注射针、吸引器性能良好；最好使用药物先控制出血，使视野清晰，便于选择注射点。

操作方法：按常规插入胃镜，观察曲张静脉情况，确定注射部位。在齿状线上 2～3 cm 穿刺出血征象和出血最明显的血管，注入适量（根据不同硬化剂决定注射量）硬化剂。每次可同时注射 1～3 条血管，但应在不同平面注射（相隔 3 cm），以免引起术后吞咽困难。也有人同时在出血静脉或曲张最明显的静脉旁注射硬化剂，以达到直接压迫作用，继而化学性炎症、血管旁纤维结缔组织增生，使曲张静脉硬化。每次静脉注射完毕后退出注射针，用附在镜身弯曲部的止血气囊或直接用镜头压迫穿刺点 1 min，以达到止血的目的。若有渗血，可局部喷洒凝血酶或 25% 孟氏液，仔细观察无活动性出血后出镜。

术后治疗：术后应继续卧床休息，密切注意出血情况，监测血压等生命指征，禁食 24 h，补液，酌情使用抗生素，根据病情继续使用降低门静脉压力的药物。首次治疗止血成功后，应在 1～2 周后进行重复治疗，直至曲张静脉完全消失或只留白色硬索状血管，多数患者施行 3～5 次治疗后可达到此目的。

常见并发症：出血，在穿刺部位出现渗血或喷血，可在出血处再补注 1～2 针，可达到止血作用；胸痛、胸腔积液和发热，可能与硬化剂引起曲张静脉周围炎症，管溃疡、纵隔炎、胸膜炎的发生有关；食管溃疡和狭窄；胃溃疡及出血性胃炎；可能与 EVS 后胃血流淤滞加重、应激、从穿刺点溢出的硬化剂对胃黏膜的直接损害有关。

（2）食管静脉曲张套扎术（EVL）：适应证、禁忌证与 EVS 大致相同。其操作要点是在内镜直视下把曲张静脉用负压吸引入附加在内镜前端特制的内套管中，然后通过牵拉引线，使内套管沿外套管回缩，把原放置在内套管上的特制橡皮圈套入已被吸入内套管内的静脉上，阻断曲张静脉的血流,起到与硬化剂栓塞相同的效果。每次可套扎 5～10 个部位。和 EVS 相比,两者止血率相近,可达 90％左右。其优点是 EVL 不引起注射部位出血和系统并发症,值得进一步推广。

3.三腔二囊管

三腔二囊管压迫是传统的有效止血方法,其止血成功率在 44％～90％,由于存在一定的并发症,目前大医院已较少使用。主要用于药物效果不佳,暂时无法进行内镜治疗者,也适用于基层单位不具备内镜治疗的技术或条件者。

(1)插管前准备:①向患者说明插管的必要性与重要性,取得其合作。②仔细检查三腔管各通道是否通畅,气囊充气后作水下检查有无漏气,同时测量气囊充气量,一般胃囊注气 200～300 mL[用血压计测定内压,以 5.3～6.7 kPa(40～50 mmHg)为宜],食管囊注气 150～200 mL[压力以 4.0～5.3 kPa(30～40 mmHg)为宜],同时要求注气后气囊膨胀均匀,大小、张力适中,并作好各管刻度标记。③插管时若患者能忍受,最好不用咽部麻醉剂,以保存喉头反射,防止吸入性肺炎。

(2)正确的气囊压迫:插管前先测知胃囊上端至管前端的距离,然后将气囊完全抽空,气囊与导管均外涂液状石蜡,通过鼻孔或口腔缓缓插入。当至 50～60 cm 刻度时,套上 50 mL 注射器从胃管作回抽。如抽出血性液体,表示已到达胃腔,并有活动性出血。先将胃内积血抽空,用生理盐水冲洗。然后用注射器注气,将胃气囊充气 200～300 mL,再将管轻轻提拉,直到感到管子有弹性阻力时,表示胃气囊已压于胃底贲门部,此时可用宽胶布将管子固定于上唇一侧,并用滑车加重量 500 g(如 500 mL 生理盐水瓶加水 250 mL)牵引止血。定时抽吸胃管,若不再抽出血性液体,说明压迫有效,此时可继续观察,不用再向食管囊注气,否则应向食管囊充气 150～200 mL,使压力维持在 4.0～5.3 kPa(30～40 mmHg),压迫出血的食管曲张静脉。

(3)气囊压迫时间:第 1 个 24h 可持续压迫,定时监测气囊压力,及时补充气体。每 1～2 h 从胃管抽吸胃内容物,观察出血情况,并可同时监测胃内 pH。压迫 24 h 后每间隔 6 h 放气 1 次,放气前宜让患者吞入液状石蜡油 15 mL,润滑食管黏膜,以防止囊壁与黏膜黏附。先解除牵拉的重力,抽出食管囊气体,再放胃囊气体,也有人主张可不放胃囊气体,只需把三腔管向胃腔内推入少许则可解除胃底黏膜压迫。每次放气观察 15～30 min 后再注气压迫。间歇放气的目的在于改善局部血循环,避免发生黏膜坏死糜烂。出血停止 24 h 后可完全放气,但仍将三腔管保留于胃内,再观察 24 h,如仍无再出血方可拔出。一般三腔二囊管放置时间以不超过 72 h 为宜,也有报告长达 7 天而未见黏膜糜烂者。

(4)拔管前后注意事项:拔管前先给患者服用液状石蜡 15～30 mL,然后抽空 2 个气囊中的气体,慢慢拔出三腔二囊管。拔管后仍需禁食 1 天,然后给予温流质饮食,视具体情况再逐渐过渡到半流质和软食。三腔二囊管如使用不当,可出现以下并发症:①曲张静脉糜烂破裂。②气囊脱出阻塞呼吸道引起窒息。③胃气囊进入食管导致食管破裂。④食管和(或)胃底黏膜因受压发生糜烂。⑤呕吐反流引起吸入性肺炎。⑥气囊漏气使止血失败,若不注意观察可继续出血引起休克。

4.经颈静脉肝穿刺肝内门体分流术(TIPS)

TIPS 是影像学 X 线监视下的介入治疗技术。通过颈静脉插管到达肝静脉,用特制穿刺针穿过肝实质,进入门静脉。放置导线后反复扩张,最后在这个人工隧道内置入1个可扩张的金属支架,建立人工瘘管,实施门体分流,降低门静脉压力,达到治疗食管胃底曲张静脉破裂出血的目的。TIPS要求有相当的设备与技术,费用昂贵,推广普及尚有困难。

5.手术治疗

大出血时有效循环血量骤降,肝供血量减少,可导致肝功能进一步地恶化,患者对手术的耐受性低,急症分流术病死率达15%～30%,断流术病死率达7.7%～43.3%。因此,在大出血期间应尽量采用各种非手术治疗,若不能止血再考虑行外科手术治疗。急症手术原则上采取并发症少、止血效果确切及简易的方法,如食管胃底曲张静脉缝扎术、门-奇静脉断流术等。待出血控制后再择期行手术治疗,如远端脾-肾静脉分流术等,以解决门静脉高压问题,预防再出血。

第五章　循环系统常见急危重症

第一节　高血压急症

高血压急症是指短时间内(数小时或数天)血压明显升高,舒张压>16 kPa(120 mmHg)和(或)收缩压>24 kPa(180 mmHg),伴有重要器官组织,如心脏、脑、肾、眼底、大动脉的严重功能障碍或不可逆性损害。高血压急症可以发生在高血压患者中,表现为高血压危象或高血压脑病;也可发生在其他许多疾病过程中,主要在心、脑血管病急性阶段,如脑出血、蛛网膜下腔出血、缺血性脑卒中、急性左侧心力衰竭伴肺水肿、不稳定型心绞痛、急性主动脉夹层和急/慢性肾衰竭等情况时。

单纯的血压升高并不一定是高血压急症,血压的高低也不代表患者的危重程度;是否出现靶器官损害及哪个靶器官受累不仅是高血压急症诊断的关键,也直接决定了治疗方案的选择。及时正确处理高血压急症,可在短时间内使病情缓解,预防进行性或不可逆性靶器官损害,降低病死率。根据降压治疗的紧迫程度,高血压急症可分为紧急和次急两类。前者需要采用静脉途径给药在几分钟到1 h内迅速降低血压;后者需要在几小时到24 h内降低血压,可使用快速起效的口服降压药。

一、发病机制

长期高血压及伴随的危险因素引起小动脉中层平滑肌细胞增殖和纤维化,中动脉、大动脉粥样硬化,管壁增厚和管腔狭窄,导致重要靶器官,如心、脑、肾缺血。在此基础上或在其他许多疾病过程中,因紧张、疲劳、情绪激动、突然停服降压药、嗜铬细胞瘤阵发性高血压发作等诱因,小动脉发生强烈痉挛,血压急剧上升,使重要靶器官缺血加重而产生严重功能障碍或不可逆性损害;或由于过高的血压突破了脑血流自动调节范围,脑组织血流灌注过多引起脑水肿、脑功能障碍。

妊娠时子宫胎盘血流灌注减少,使前列腺素在子宫合成减少,从而促使肾素分泌增加,通过血管紧张素系统使血压升高。

二、临床表现

（一）高血压脑病

常见于急性肾小球肾炎，亦可见于其他原因高血压，但在醛固酮增多症和嗜铬细胞瘤者少见。常表现为剧烈头痛、烦躁、恶心、呕吐、抽搐、昏迷、暂时局部神经体征。舒张压常≥18.7 kPa(130 mmHg)，眼底几乎均能见到视网膜动脉强烈痉挛，脑脊液压力可高达 3.9 kPa(400 mmH$_2$O)，蛋白增加。经有效的降压治疗，症状可迅速缓解，否则将导致不可逆的脑损害。

（二）急进型或恶性高血压

多见于中青年，血压显著升高，舒张压持续≥18.7 kPa(130 mmHg)，并有头痛、视力减退、眼底出血、渗出和视盘水肿；肾损害突出，持续蛋白尿、血尿与管型尿；若不积极降压治疗，预后很差，常死于肾衰竭、脑卒中、心力衰竭。病理上以肾小球纤维样坏死为特征。

（三）急性脑血管病

其包括脑出血、脑血栓形成和蛛网膜下腔出血。

（四）慢性肾疾病合并严重高血压

原发性高血压可以导致肾小球硬化，肾功能损害，在各种原发或继发性肾实质疾病中，包括各种肾小球肾炎、糖尿病肾病、红斑狼疮肾炎、梗阻性肾病等，出现肾性高血压者可达 80%～90%，是继发性高血压的主要原因。随着肾功能损害加重，高血压的出现率、严重程度和难治程度也加重。

（五）急性左侧心力衰竭

高血压是急性心力衰竭非常常见的原因之一。

（六）急性冠脉综合征（ACS）

血压升高引起内膜受损而诱发血栓形成致 ACS。

（七）主动脉夹层

主动脉内的血液经内膜撕裂口流入囊样变性的中层，形成血肿，随血流压力的驱动，逐渐在主动脉中层内扩展。临床特点为急性起病，突发剧烈胸、背部疼痛，休克和血肿压迫相应的主动脉分支血管时出现的脏器缺血症状。多见于中老年患者，约 3/4 的患者有高血压。超高速 CT 和 MRI 检查能明确诊断，必要时主动脉造影。一旦诊断明确，立即进行解除疼痛、降低血压、减慢心率的治疗。

（八）子痫

先兆子痫是指以下 3 项中有两项者：血压＞21.3/14.7 kPa(160/110 mmHg)；尿蛋白≥3 g/24 h；伴水肿、头痛、头晕、视物不清、恶心、呕吐等自觉症状。子痫指妊娠高血压综合征的孕产妇发生抽搐。辅助检查：血液浓缩、血黏度升高、重者肌酐升高、凝血机制异常，眼底可见视网膜痉挛、水肿、出血。

三、诊断与评估

（一）诊断依据

(1)原发性高血压病史。

（2）血压突然急剧升高。

（3）伴有心功能不全、高血压脑病、肾功能不全、视盘水肿、渗出、出血等靶器官严重损害。

（二）评估

发生高血压急症的患者基础条件不同，临床表现形式各异，要决定合适的治疗方案，有必要早期对患者进行评估，做出危险分层，针对患者的具体情况制订个体化的血压控制目标和用药方案。

在病情诊断及评估中，简洁但完整的病史收集有助于了解高血压的持续时间和严重性、并发症情况及药物使用情况；需要明确患者是否有心血管、肾、神经系统疾病病史，检查是否有靶器官损害的相关征象；进行必要的辅助检查，如血电解质、尿常规、ECG、检眼镜等。根据早期评估选择适当的急诊检查，如 X 线胸部平片、脑 CT 等。一旦发现患者有靶器官急性受损的迹象，就应该进行紧急治疗，绝不能一味等待检查结果。

四、治疗原则

（一）迅速降低血压

选择适宜有效的降压药物静脉滴注，在监测下将血压迅速降至安全水平，以预防进行性或不可逆性靶器官损害，避免使血压下降过快或过低，导致局部或全身灌注不足。

（二）降压目标

高血压急症降压治疗的第 1 个目标是在 30～60 min 将血压降到一个安全水平。由于患者基础血压水平各异，合并的靶器官损害不一，这一安全水平必须根据患者的具体情况决定。建议：①1 h 内使平均动脉血压迅速下降但不超过 25%。一般掌握在近期血压升高值的 2/3 左右。但注意对于临床的一些特殊情况，如主动脉夹层和急性脑血管病患者等，血压控制另有要求。②在达到第 1 个目标后，应放慢降压速度，加用口服降压药，逐步减慢静脉给药的速度，逐渐将血压降低到第 2 个目标。在以后的 2～6 h 将血压降至 21.3/13.3～14.7 kPa（160/100～110 mmHg），根据患者的具体病情适当调整。③如果这样的血压水平可耐受和临床情况稳定，在以后 24～48 h 逐步降低血压达到正常水平，即高血压急症血压控制的第三步。

五、常见高血压急症的急诊处理

（一）高血压脑病

高血压脑病临床处理的关键一方面要考虑将血压降低到目标范围内，另一方面要保证脑血流灌注，尽量减少颅内压的波动。脑动脉阻力在一定范围内直接随血压变化而变化，高血压时，该设定点也相应升高，迅速、过度降低血压可能降低脑血流量，造成不利影响。因而降压治疗要以静脉给药为主，1 h 内将收缩压降低 20%～25%，血压下降幅度不可超过 50%，舒张压一般不低于 14.7 kPa（110 mmHg）。在治疗时要同时兼顾减轻脑水肿、降颅压，避免使用降低脑血流量的药物。迅速降压过去首选硝普钠，起始量 20 μg/min，视血压和病情可逐渐增至 200～300 μg/min。但硝普钠可能引起颅内压增高，并影响脑血流灌注，以及可能产生蓄积中毒，在用药时需对患者进行密切监护。现多用尼卡地平、拉贝洛尔等。其中尼卡地平不仅能够安全平稳地控制血压，同时还能较好地保证脑部、心脏、肾等重要脏器的血供。尼卡地平急诊应用于高血压急症时,以静脉泵入为主,剂量为每分钟 0.5～6 μg/kg,起始量每分钟 0.5 μg/kg,达到目标血压后,根据血压调节点滴速度。拉贝洛尔 50 mg 缓慢静脉注射,以后每隔 15 min 重复注射,总剂量不超过 300 mg,或给初始量后以 0.5～2 mg/min 的速度静脉滴注。对合并有冠心病、心功能不全者可选用硝酸甘油。颅压明显升高者应加用甘露醇、利尿药。一般禁用单纯受体阻断药、可乐定和甲基多巴等。二氮嗪可反射性地使心率增快,并可增加每搏输出量和升高血糖,故有冠心病、心绞痛、糖尿病者慎用。

(二)急性脑血管病

高血压患者在出现急性脑血管病时,脑部血流的调节机制进一步紊乱,特别是急性缺血性脑卒中患者,几乎完全依靠平均动脉血压的增高来维持脑组织的血液灌注。因而在严重高血压合并急性脑血管病的治疗中,需首先把握的一个原则就是"无害原则",避免血流灌注不足。急性卒中期间迅速降低血压的风险和好处并不清楚,因此一般不主张对急性脑卒中患者采用积极的降压治疗,在病情尚未稳定或改善的情况下,宜将血压控制在中等水平[约 21.3/13.3 kPa(160/100 mmHg)],血压下降不要超过 20%。治疗时避免使用减少脑血流灌注的药物,可选用尼卡地平、拉贝洛尔、卡托普利等。联合使用血管紧张素转化酶抑制药(ACEI)和噻嗪类利尿药有利于减少卒中发生率。

1.脑梗死

许多脑梗死患者在发病早期,其血压均有不同程度的升高,且其升高的程度与脑梗死病灶大小及是否患有高血压有关。脑梗死早期的高血压处理取决于血压升高的程度及患者的整体情况和基础血压。如收缩压在 24.0～29.3 kPa(180～220 mmHg)或舒张压在 14.7～16.0 kPa(110～120 mmHg),一般不急于降压治疗,但应严密观察血压变化;如血压>29.3/16.0 kPa(220/120 mmHg),或伴有心肌缺血、心衰、肾功能不全及主动脉夹层等,或考虑溶栓治疗的患者,则应给予降压治疗。根据患者的具体情况选择合适的药物及合适剂量。如尼卡地平 5 mg/h 作为起始量静脉滴注,每 5 min 增加 2.5 mg/h 至满意效果,最大 15 mg/h。拉贝洛尔 50 mg 缓慢静脉注射,以后每隔 15 min 重复注射,总剂量不超过 300 mg,或给初始量后以 0.5～2 mg/min 的速度静脉滴注。效果不满意者可谨慎使用硝普钠。β 受体阻断药可使脑血流量降低,急性期不宜用。

2.脑出血

脑出血时血压升高是颅内压增高情况下保持正常脑血流的脑血管自动调节机制,脑出血患者合并严重高血压的治疗方案目前仍有争论,降压可能会影响脑血流量,导致低灌注或脑梗死,但持续高血压可使脑水肿恶化。一般认为,在保持呼吸道通畅,纠正缺氧,降低颅内压后,如血压≥26.7/14.7 kPa(200/110 mmHg)时,才考虑在严密血压监测下使用经静脉降压药物进行治疗,使血压维持在略高于发病前水平或 24.0/14.0 kPa(180/105 mmHg)左右;收缩压在 22.7～26.7 kPa(170～200 mmHg)或舒张压在 13.3～14.7 kPa(100～110 mmHg),暂不必使用降压药,先脱水降颅压,并严密观察血压情况,必要时再用降压药。可选择 ACEI、利尿药、拉贝洛尔等。钙通道阻滞药能扩张脑血管、增加脑血流,但可能增高颅内压,应慎重使用。α 受体阻断药往往出现明显的降压作用及明显的直立性低血压,应避免使用。

（三）急性冠脉综合征

急性冠脉综合征包括不稳定型心绞痛和心肌梗死,其治疗目标在于降低血压、减少心肌耗氧量,但不可影响到冠脉灌注压,从而减少冠脉血流量。血压控制的目标是使其收缩压下降10%～15%。治疗时首选硝酸酯类药物,如硝酸甘油,开始时以 5～10 μg/min 速率静脉滴注,逐渐增加剂量,每 5～10 min 增加 5～10 μg/min。早期联合使用其他降血压药物治疗,如 β 受体阻断药、血管紧张素转换酶抑制剂(ACEI)、α₁ 受体阻断药,必要时还可配合使用利尿药和钙通道阻滞药。另外配合使用镇痛、镇静药等。特别是尼卡地平能增加冠状动脉血流、保护缺血心肌,静脉滴注能发挥降压和保护心脏的双重效果。拉贝洛尔能同时阻断 α₁ 和 β 受体,在降压的同时能减少心肌耗氧量,也可选用。心肌梗死后的患者可选用 ACEI、β 受体阻断药和醛固酮拮抗药。

（四）急性左侧心力衰竭

急性左侧心力衰竭主要是由收缩期高血压和缺血性心脏病导致的。严重高血压伴急性左侧心力衰竭治疗的主要手段是通过静脉用药,迅速降低心脏的前后负荷。在应用血管扩张药迅速降低血压的同时,配合使用强效利尿药,尽快缓解患者的缺氧和高度呼吸困难。就心脏功能而言,应力求将血压降到正常水平。血压被控制的同时,心力衰竭亦常得到控制。血管扩张药可选用硝普钠、硝酸甘油、酚妥拉明等,广泛心肌缺血引起的急性左侧心力衰竭,首选硝酸甘油。在降压的同时以吗啡 3～5 mg 静脉缓注,必要时每隔 15 min 重复 1 次,共 2～3 次,老年患者酌减剂量或改为肌内注射;呋塞米 20～40 mg 静脉注射,2 min 内推完,4 h 后可重复 1 次;并予吸氧、氨茶碱等。洋地黄仅在心脏扩大或心房颤动伴快速心室率时应用。

（五）急性主动脉夹层

3/4 的主动脉夹层患者有高血压,血压增高是病情进展的重要诱因。治疗目标为通过扩张血管、减缓心动过速、抑制心脏收缩、降低血压及左心室射血速度、降低血流对动脉的剪切力,从而阻止夹层血肿的扩展。主动脉夹层发生在升主动脉中及有并发症者需尽快手术治疗;主动脉夹层病变局限在降主动脉者应积极内科治疗。患者应绝对卧床休息,严密监测生命体征和血管受累征象,给予有效止痛、迅速降压、镇静和吸氧,忌用抗凝或溶栓治疗。疼痛剧烈患者立即静脉使用较大剂量的吗啡或哌替啶。不论患者有无收缩期高血压,都应首先静脉应用 β 受体阻断药来减弱心肌收缩力,减慢心率,降低左心室射血速度。如普萘洛尔 0.5 mg 静脉注射,随后每3～5 min 注射 1～2 mg,直至心率降至 60～70 次/分。心率控制后,如血压仍然很高,应加用血管扩张药。降压的原则是在保证脏器足够灌注的前提下,迅速将血压降低并维持在尽可能低的水平。一般要求在 30 min 内将收缩压降至 13.3 kPa(100 mmHg)左右。如果患者不能耐受或有心、脑、肾缺血情况,也应尽量将血压维持在 16.0/10.7 kPa(120/80 mmHg)以下。治疗首选硝普钠或尼卡地平静脉滴注。其他常用药物有乌拉地尔、艾司洛尔、拉贝洛尔等。必要时加用血管紧张素 Ⅱ 受体拮抗药、ACEI 或小剂量利尿剂,但要注意 ACEI 类药物可引起刺激性咳嗽,可能加重病情。肼屈嗪(肼苯哒嗪)和二氮嗪因有反射性增快心率,增加心排血量作用,不宜应用。主动脉大分支阻塞患者,因降压后使缺血加重,不宜采用降压治疗。

（六）子痫和先兆子痫

妊娠急诊患者的处理需非常小心,因为要同时顾及母亲和胎儿的安全。在加强母儿监测的同时,治疗时需把握三项原则:镇静防抽搐、止抽搐,积极降压,适时终止妊娠。①镇静防抽搐、止抽搐,常用药物为硫酸镁,肌内注射或静脉给药,用药时监测患者血压、尿量、腱反射、呼吸,避免发生中毒反应,镇静药可选用冬眠1号或地西泮。②积极降压,当血压>22.7/14.7 kPa(170/110 mmHg)时,宜静脉给予降压药物,控制血压,以防脑卒中及子痫发生。究竟血压应降至多少合适,目前尚无一致意见。注意避免血压下降过快、幅度过大,影响胎儿血供。保证分娩前舒张压在12 kPa(90 mmHg)以上,否则会增加胎儿死亡风险。紧急降压时可静脉滴注尼卡地平、拉贝洛尔或肼屈嗪。尼卡地平是欧洲妊娠血压综合征治疗的首选药,它的胎盘转移率低,长时间使用对胎儿也无不良影响,能在有效降压的同时,延长妊娠,有利于改善胎儿结局,尤其适用于先兆子痫患者。③结合患者病情和产科情况,适时终止妊娠。

(七)特殊人群高血压急症的处理

1.老年性高血压急症

老年人患高血压比例较高,容易出现靶器官损害,甚至是多个靶器官损害,高血压急症的发展速度较快,危险度更高。降压治疗可减少老年患者的心脑血管病及病死率。但是老年高血压患者血压波动大,控制效果差。另外,老年患者多有危险因素和复杂的基础疾病,因而在遵循一般处理原则的同时,需格外注意以下几点:①降压不要太快,尤其是对于体质较弱者。②脏器的低灌注对老年患者的危害更大,建议血压控制目标为收缩压降至20 kPa(150 mmHg),如能耐受可进一步降低,舒张压若<9.3 kPa(70 mmHg)可能产生不利影响。③大多数患者的药物初始剂量宜降低,注意药物不良反应。④常需要两种或更多药物控制血压,由于尼卡地平具有脏器保护功能的优势,对于老年人高血压急症,建议优先使用。⑤注意原有的和药物治疗后出现的直立性低血压。

2.肾功能不全患者

治疗原则为在强效控制血压的同时,避免对肾功能的进一步损害,通常需要联合用药,根据患者的具体情况选择合适的降压药物。血压一般以降至20~21.3/12~13.3 kPa(150~160/90~100 mmHg)为宜,第1小时使平均动脉压下降10%,第2小时下降10%~15%,在12 h内使平均动脉压下降约25%。选用增加或不减少肾血流量的降压药,首选ACEI和血管紧张素Ⅱ受体拮抗药,常与钙通道阻滞药、小剂量利尿药、β受体阻断药联合应用;避免使用有肾毒性的药物;经肾排泄或代谢的降压药,剂量应控制在常规用量的1/3~1/2。病情稳定后建议长期联合使用降压药,将血压控制在17.3/10.7 kPa(130/80 mmHg)以下。

六、常用于高血压急症的药物评价

高血压急症的降压治疗除了选择起效迅速、作用持续时间短、停药后作用消失较快、不良反应小的静脉用药外,为增强降压作用、减少不良反应、保护重要脏器血流,以及出于特殊人群的需要,常需联合使用口服降压药,并且在血压控制后逐步减少静脉用药,转而用口服降压药物长期维持治疗。选择药物时应充分权衡血压与组织灌注、心脏负荷、血管损害、出凝血等的关系,合理控制降压的幅度与速度,考虑各种降压药物的作用和不良反应。

临床上用于降低血压的药物主要分为钙通道阻滞药、ACEI、血管紧张素Ⅱ受体拮抗药、α受体阻断药、β受体阻断药、利尿药及其他降压药7类,其中常用于高血压急症的静脉注射药物为硝普钠、尼卡地平、乌拉地尔、二氮嗪、肼屈嗪、拉贝洛尔、艾司洛尔、酚妥拉明等。其他药物则根据患者的具体情况酌情配合使用,如紧急处理时可选用硝酸甘油、卡托普利等舌下含服;ACEI、血管紧张素Ⅱ受体拮抗药对肾功能不全的患者有很好的肾保护作用;α受体阻断药可用于前列腺增生的患者;在预防卒中和改善左心室肥厚方面,血管紧张素Ⅱ受体拮抗药均优于β受体阻断药;心衰时需采用利尿药联合使用 ACEI、β受体阻断药、血管紧张素Ⅱ受体拮抗药等药物。部分常用药物比较如下。

1.硝普钠

硝普钠能直接扩张动脉和静脉,降压作用迅速,停药后效果持续时间短,可用于各种高血压急症。但是由于快速降低血压的同时也带来一系列不良反应,从而使硝普钠在临床的应用具有一定的局限性。例如,其控制血压呈剂量依赖性,同时还可以降低脑血流量,增加颅内压;对心肌供血的影响可引起冠脉缺血,增加急性心肌梗死早期的病死率。静脉滴注时需密切观察血压,以免过度降压,造成器官组织血流灌注不足。长期或大剂量应用时可导致血中氰化物蓄积中毒,引起急性精神病和甲状腺功能低下等。小儿、冠状动脉或脑血管供血不足、肝肾或甲状腺功能不全者禁用;代偿性高血压、动静脉并联、主动脉狭窄和孕妇禁用。高血压急症伴急性冠脉综合征、高血压脑病、急性脑血管病或严重肾功能不全者使用时应谨慎。

2.尼卡地平

尼卡地平为二氢吡啶类钙通道阻滞药,是世界上第一个取得抗高血压适应证的钙通道阻滞药。尼卡地平主要扩张动脉,降低心脏后负荷,对椎动脉、冠状动脉、肾动脉和末梢小动脉的选择性远高于心肌,在降低血压的同时,能改善脑、心脏、肾的血流量,并对缺血心肌具有保护作用。另外,它还具有利尿作用,也不影响肺部的气体交换。基于以上机制,尼卡地平在治疗高血压急症时具有以下特点:降压作用起效迅速、效果显著、血压控制过程平稳、血压波动性小;能有效保护靶器官;不易引起血压的过度降低,用量调节简单、方便;不良反应少且症状轻微,停药后不易出现反跳,长期用药也不会产生耐药性,安全性很好。与硝普钠相比降压效果上近似,而其安全性及对靶器官的保护作用明显优于硝普钠,因而尼卡地平不仅是治疗高血压的一线药物,也是急诊科在处理大多数高血压急症时的理想选择。

3.乌拉地尔

选择性α1受体阻断药,具有外周和中枢双重降压作用,起效快,效果显著,不影响心率,无反跳现象,对嗜铬细胞瘤引起的高血压危象有特效。暂不提倡与 ACEI 类药物合用;主动脉峡部狭窄、哺乳期妇女禁用;妊娠妇女仅在绝对必要的情况下方可使用;老年患者需慎用,初始剂量宜小,在脏器供血维持方面欠佳。

4.拉贝洛尔

拉贝洛尔对α1和β受体均有阻断作用,能减慢心率,减少心输出量,减小外周血管阻力。其降压作用温和,效果持续时间较长,特别适用于妊娠高血压。充血性心力衰竭、房室传导阻滞、心率过缓或心源性休克、肺气肿、支气管哮喘、脑出血者禁用;肝、肾功能不全,甲状腺功能减退者等慎用。

5.艾司洛尔

选择性β受体阻断药,起效快,作用时间短。能减慢心率,减少心输出量,降低血压,特别是收缩压。支气管哮喘、严重慢性阻塞性肺病、窦性心动过缓、Ⅱ～Ⅲ°房室传导阻滞、难治性心功能不全、心源性休克及对本品过敏者禁用。

第二节 高血压脑病

高血压脑病是伴随着血压升高而发生的一种暂时性急性脑功能障碍综合征,是高血压危象之一。临床表现起病急骤,以血压升高和全脑或局灶性神经损害为主要症状。早期及时降血压处理后,各种症状或体征可在数分钟或数天内部分或完全恢复,如得不到及时治疗,可致死亡。

一、病因及病理

(一)病因和发病机制

各种病因所致的动脉性高血压,无论是原发性还是继发性,均可引起高血压脑病,其中最主要的是恶性高血压。长期服用抗高血压药物的患者,突然停药可诱发高血压脑病。服用单胺氧化酶抑制药的患者同时用酪胺(奶油、乳酪)也可激发血压升高而引起高血压脑病。

高血压脑病的发病机制尚未完全清楚,但可以肯定的是与动脉血压升高有关。至于动脉血压升高如何引起脑部损害,目前主要有两种学说。

1.脑内小动脉痉挛学说

高血压脑病常发生在血压极度且急剧升高时,此时由于脑血流自身调节作用存在,因而脑内小动脉强烈收缩而痉挛,从而导致毛细血管缺血,通透性增加,血管内液体渗透到细胞外间隙,引起脑水肿。同时,脑以外的其他器官也存在血管痉挛,如视网膜血管痉挛导致一过性失明,肢体末端血管痉挛引起缺血性坏死等,均支持脑血管痉挛学说。

2.自动调节崩溃学说

动物实验研究发现,血压急剧升高致血脑屏障破坏时,该区域的脑血流量大于血脑屏障完整区,血管扩张区的血脑屏障破坏比收缩区更明显,提示导致血脑屏障破坏的主要因素是血管扩张,而不是痉挛。因此,有研究者认为脑血流自动调节功能崩溃或被动性血管扩张才是高血压脑病的真正发病机制。脑内小动脉收缩是脑血流自动调节的早期表现。当急剧升高的血压超过脑血流自动调节的上限时,脑内小动脉就被动扩张而不再收缩,从而使自动调节功能崩溃,结果导致脑血流被动增加,脑组织因血流过度灌注而发生脑水肿,毛细血管壁被破坏,从而引起继发性小灶性出血和梗死。事实上,高血压脑病的发生,除与血管痉挛、自动调节功能崩溃有关外,还与血管内皮细胞损伤、血小板激活导致广泛性微血管闭塞、凝血机制紊乱、前列腺素-血栓素失平衡、内皮细胞源性舒张因子释放减少等均可能有联系。

(二)病理

高血压脑病的脑外观呈水肿、发白,脑沟消失,脑回扁平,脑室缩小,脑实质最具特征性的变化是表面或切面可见淤点样或裂隙状出血及微梗死灶。有的可见海马沟回疝及小脑扁桃体疝形成。

脑血管病变特征性的改变是脑内细小动脉节段性、局灶性纤维性样坏死;非特征性的改变有脑内细小动脉透明样变性、中层肥厚、大中动脉粥样硬化等,还可见小动脉及毛细血管内微血栓形成。

二、临床表现

高血压脑病的发病年龄以原有的疾病而定,如急性肾小球肾炎多见于少年儿童,慢性肾小球肾炎多见于青年或成年人,子痫仅见于妊娠期妇女,恶性高血压在30~45岁多见。

(一)症状与体征

高血压脑病的发病特点为起病急骤,病情进展非常迅速,在数小时或数十小时可达十分严重的程度。主要临床表现有以下几方面。

1.动脉血压增高

原有高血压的患者,脑病起病前血压进一步升高,收缩压可超过26.7 kPa(200 mmHg),舒张压达16 kPa(120 mmHg)以上。但急性起病的继发性高血压患者,血压水平可能不甚高,收缩压可在24 kPa(180 mmHg)以下,也会发生脑病。这主要与高血压患者脑血流自动调节的上限上调有关。

2.头痛

几乎所有高血压脑病患者均有头痛。可局限于后枕部或全头痛,初起时呈隐痛、胀痛或搏动性痛,严重时表现为持续性压榨样或刀割样剧痛,伴恶心、呕吐或视力模糊。

3.抽搐

抽搐发生率可高达41%,多为全身性,亦可局灶性,表现为癫痫样发作。严重者发展成癫痫持续状态,并致死亡。

4.颅内高压

主要症状为头痛、恶心、呕吐、视盘水肿。视盘水肿可在高血压脑病发生后数分钟内出现,严重者可在视盘周围出现火焰状出血。

5.脑功能障碍的其他表现

全脑功能障碍除头痛、呕吐、全身抽搐外,意识障碍是常见表现,其程度与病情严重程度有关,轻者反应迟钝,也可出现定向、记忆、判断、计算障碍,甚至冲动、谵妄或精神错乱等精神症状;重者浅昏迷,甚至深昏迷。局灶性脑功能障碍可表现为短暂性失语、偏瘫、偏身感觉障碍、视力或听力障碍等。

6.内脏并发症

当脑水肿影响到丘脑下部和脑干时,可出现上消化道出血、应激性溃疡和急性肾衰竭等。

7.呼吸和循环障碍

脑干受损时,出现中枢性呼吸循环衰竭。

以上症状一般只持续数分钟至数小时,经适当降压治疗后可完全缓解。但有尿毒症的患者可持续较长时间,甚至1~2个月。癫痫持续状态、急性心力衰竭或呼吸衰竭是本病的主要致死原因。本病可反复发作,每次发作的症状可以相似或不同。

（二）辅助检查

1.血尿常规和生化检查

血常规可有白细胞计数增高,尿常规可发现蛋白、红细胞、白细胞和管型。

2.脑脊液检查

腰穿脑脊液压力多数明显增高,少数可正常。脑脊液中蛋白轻度增高,偶有白细胞增多或有少量红细胞。必须注意的是有明显颅内高压表现的患者,腰穿宜慎重,以免诱发脑疝。

3.眼底检查

眼底除有视盘水肿、渗出、出血和高血压所致的眼底动脉改变外,视网膜荧光造影可见水肿的视盘周边有扩张的毛细血管,且有液体渗出。

4.脑电图检查

可出现双侧同步的尖、慢波,α节律减少或消失,有些区域可描记到局灶性异常,严重脑水肿时可显示广泛性慢节律脑电活动。

5.经颅多普勒超声（TCD）检查

表现为舒张期流速降低,收缩峰上升支后 1/3 倾斜,$P_1 = P_2$ 或 $P_1 < P_2$,P_1 和 P_2 融合成圆钝状,有时可监测到涡流 TCD 信号。颅内高压明显时,收缩峰变尖,舒张峰减低或消失,舒张期峰速和平均速度降低,收缩期血流速度也降低,脑周围血管阻力增加,RI 值增大可达 0.8～0.9,PI 值增大可达 1.55～1.61。

6.CT、MRI 及 SPECT 检查

CT 可显示低密度区,主要位于枕叶,但不甚敏感。MRI 敏感性高,可在血脑屏障破坏区显示 T_2 加权像高信号,主要位于颞枕叶、额叶前部皮质、基底节和小脑皮质,也可见小灶性出血或梗死灶。SPECT 显示 MRI T_2 高信号区与脑血流量增加。经适当降血压治疗后,这些影像学改变可很快恢复正常。但小灶性出血或梗死灶会持续较长时间。

三、诊断与鉴别诊断

根据起病急骤,发病时有明显的血压增高、剧烈头痛、抽搐、意识改变、眼底病变等表现,应考虑为高血压脑病。治疗后,血压一旦被降低,神经症状立即消失,不留后遗症,即可确诊为高血压脑病。

对血压降低后,症状体征持续数日或数月仍不消失者,应注意是否有尿毒症存在,否则即提示脑内有出血灶或梗死灶。如果血压正常后,局灶性神经体征(偏瘫、失语)等仍持续较长时间,即要注意是脑出血还是脑梗死所致。

表现为癫痫或癫痫持续状态的高血压脑病,必须与原发性或其他原因的继发性癫痫鉴别;原有心房颤动病史,突发抽搐者,须注意脑栓塞;青壮年突发头痛、抽搐、血压升高应注意蛛网膜下腔出血。小儿急性肾炎所致的高血压脑病,尿和血的化验有异常;妊娠毒血症所致的高血压脑病多发生在妊娠 6 个月以后,且有水肿和蛋白尿,不难鉴别。

头痛伴眼底改变须与青光眼鉴别,后者除头痛外,还有眼部表现,如视盘凹陷、眼压增高等。

四、治疗与预防

（一）治疗

原则是安静休息,立即控制血压,制止抽搐,减轻脑水肿,降低颅内压,保护心、肺、肾等重要脏器。

1.一般治疗

应在重症监护病房治疗。卧床休息、保持呼吸道通畅、给氧,心电、血压监护,严密观察神经系统的症状和体征,勤测血压（每隔 15～30 min 1 次）。

2.降低血压

应选用强效、作用迅速、低毒、易于撤离、不影响心排血量、对神经系统影响小的药物,静脉使用。力求简单,避免降血压幅度过大、速度过快,短期内不要求血压降至完全正常水平;对老年人或原有高血压患者,更应警惕降压过度所致的脑缺血。最初目标一般是在数分钟至 2 h 内使平均动脉压（舒张压＋1/3 脉压）下降不超过 25％,以后的 2～6 h 使血压降至 160/100 mmHg。也有建议静脉用药的近期目标是在 30～60 min 以内使舒张压下降 10％～15％,或者降至 110 mmHg 左右。一旦血压降至目标水平,应开始口服给药维持。

快速和不可控制的血压下降可以导致心、脑、肾缺血或坏死,或者使原有的缺血或坏死加重。有些既往推荐用于静脉给药的降血压药物,由于其不良反应,目前不再主张用于治疗高血压脑病。如静脉使用肼屈嗪（肼苯哒嗪）可以导致严重、长时间和不可控制的低血压,不再推荐用于高血压脑病。舌下含服硝苯地平或者硝苯地平胶囊口服无法控制降压的速度和幅度,并可能导致严重后果,应禁止用于高血压脑病。

降血压药物的选择是控制血压的关键,可选用的降血压药物有以下几种。

(1)拉贝洛尔（labetalol）:静脉注射 2～5 min 起效,5～15 min 达高峰,持续 2～4 h。常用剂量为首次静脉推注 20 mg,接着 20～80 mg/次静脉推注,或者从 2 mg/min 开始静脉注射;24 h 最大累积剂量 300 mg。

(2)尼卡地平:静脉使用起效在 5～15 min,作用持续 4～6 h。常用剂量为 5 mg/h,根据效果每 5 min 增减 2.5 mg/h,直至血压满意控制,最大剂量 15 mg/h。

(3)硝普钠:静脉给药数秒钟至 1 min 起效,通过扩张周围血管,明显降低外周阻力而降低血压,但失效快,停药后仅维持 2～15 min,因此,必须静脉维持用药,在监护条件下,采用输液泵调节滴入速度,可将血压维持在理想水平;如无监护条件,应在开始治疗后每隔 5～10 min 测血压 1 次。常用剂量为硝普钠 50 mg 溶于 5％葡萄糖注射液 1 000 mL 内,以每分钟 10～30 滴 [0.25～10 μg/(kg·min)]的速度静脉滴入,因性质不稳定、易分解。必须新鲜配制,并于 12 h 内用完;滴注瓶应用黑纸遮住,避光使用。停药时应逐渐减量,并加服血管扩张药,以免血压反跳。滴速过快可引起严重低血压,必须警惕。用药超过 24 h 者,可引起氰化物中毒,从而导致甲状腺功能减退。如果剂量过大,可引起脑血流量减少。

(4)非诺多泮（fenoldopam）:静脉使用 5 min 内起效,15 min 达到最大效果,作用持续 30～60 min。常用剂量为初始 0.1 μg/(kg·min),每次增量 0.05～0.1 μg/(kg·min),最大 1.6 μg/(kg·min)。

（5）二氮嗪：静脉注射后 1 min 内起效，2～5 min 降压作用明显，可维持 2～12 h。一般将二氮嗪 200～400 mg 用专用溶剂溶解后，快速静脉注射，在 15～20 s 内注完。必要时可在 0.5～3 h 内再注射 1 次，1 天总量不超过 1 200 mg。由于该药起效快，持续时间长，以前被作为高血压脑病的首选降压药物，但由于不良反应多，且引起脑血流量减少，现认为宜慎重选用。

（6）甲磺酸酚妥拉明：常用剂量为 5～10 mg 静脉注射，使用后应严密监测血压。注射量大时可引起直立性低血压及较严重的心动过速。消化性溃疡病患者慎用。

（7）硫酸镁：用 25％硫酸镁溶液 5～10 mL 加入 50％葡萄糖溶液 40 mL 中，缓慢静脉注射，2 h 后可重复使用 1 次。但注射过快可引起呼吸抑制，血压急剧下降，此时，可用葡萄糖酸钙对抗。

血压降低后，即用口服降血压药物维持，可选用血管紧张素转化酶抑制药、长效钙拮抗药或 β 阻滞药等。利血平和甲基多巴由于具有较明显的镇静作用，影响意识观察，故被认为不宜用于高血压脑病急性期的降压治疗。

3.控制抽搐

对于频繁抽搐或呈癫痫持续状态者，可用地西泮 10～20 mg 缓慢静脉注射，注射时应严密观察有无呼吸抑制，抽搐控制后用地西泮 40～60 mg 加入 5％葡萄糖溶液中维持点滴。也可选用鲁米那钠（苯巴比妥）0.1 g 肌内注射，每 4～6 h 1 次；或 10％水合氯醛 15 mL 灌肠，抽搐停止后，应鼻饲或口服苯妥英钠 0.1 g 或丙戊酸钠 0.2 g，每日 3 次，以控制抽搐复发。

4.降低颅内压

可选用 20％甘露醇 125 mL 快速静脉滴注，每 6～8 h 1 次。静脉注射呋塞米 40～80 mg 也有明显的脱水、降颅压效果，且能减少血容量，降低血压。可单独应用或与甘露醇交替使用。甘油制剂脱水起效慢，人血清白蛋白可加重心脏负荷，在高血压脑病时使用应慎重。

5.其他治疗

有心力衰竭者可用洋地黄治疗。有明显脑水肿、颅内高压时，使用吗啡必须慎重，以免抑制呼吸。合并应激性溃疡者应使用抗酸药和胃黏膜保护药。严重肾功能不全者可配合透析治疗。

（二）预防

早期发现高血压病积极治疗是预防高血压脑病的关键。对各种原因引起的继发性高血压应积极治疗病因，同时有效地控制血压。原发性高血压患者平时须注意劳逸结合，生活规律化，避免过度劳累和紧张，戒烟戒酒，限制食盐每天摄入 4～5 g。有药物治疗适应证者必须长期规则服用抗高血压药物，绝不能突然停药。

第三节　主动脉夹层

主动脉夹层（aortic dissection）是一种危急的主动脉疾病，具有极高病死率，90％的患者具有高血压。病情异常凶险，如未予积极处理，在最初 48 h 内，每小时病死率增加 1％，1 周内病死率达 70%,约有 90%的患者在发病后的 3 个月内死亡。因此,对于主动脉夹层的早期诊断和处理显得至关重要。

一、流行病学

主动脉夹层是一种罕见病,年发病率为(5~30)/1 000 000。仅有 0.5%的患者因胸背部疼痛就诊于急诊。其中男性约占 2/3,75%的主动脉夹层发病年龄在 40~70 岁,平均发病年龄为65 岁。其中近端夹层通常发生于 50~55 岁,远端夹层发生在 60~70 岁。高血压是最常见的危险因素,大约 72%以上的患者有系统性高血压病史。其他危险因素包括动脉硬化,高胆固醇血症,吸烟,特殊的遗传性疾病如 Marfan 综合征、Ehlers-Danlos 综合征,突发的减速伤以及医源性因素如介入手术或心胸手术。老年患者主动脉夹层发生多与高血压、动脉硬化相关。而年轻的主动脉夹层患者(年龄<40 岁)的病因有所不同,以其他危险因素如马方综合征为主。

二、主动脉夹层的危险因素

主动脉夹层的常见危险因素如下:高血压;动脉硬化疾病;心脏手术病史;主动脉瘤;胶原病(如 Mafan 综合征、Ehlers-Danlos 综合征);二叶主动脉瓣(BAV);主动脉缩窄;Turner 综合征;紧张作业;大血管动脉炎:巨细胞动脉炎、大动脉炎、梅毒动脉炎;摄入可卡因或麻黄碱;妊娠末3 个月内;胸部钝挫伤或高速减速伤;医源性损伤(如主动脉内插管)。

三、病理生理

随着年龄的增加,主动脉中膜退行性改变是一种正常的生理过程,但如患者存在主动脉瓣病变、特纳综合征、动脉炎性疾病或遗传性胶原病等则加速这一过程。主动脉腔内血流剪切力是由心脏收缩时单位时间内快速增加的腔内压力(dp/dt)造成的。主动脉横跨心脏走行,左心室收缩产生的多余一部分动能作为潜在的能量储存在主动脉壁,在心脏舒张时将能量释放推动血液顺行流动以维持心排血量。这种作为一种储备力量的潜在能量也提高了主动脉壁的剪切力。

主动脉夹层的发生多数是在主动脉中层病变的基础上产生的。主动脉腔内增加的血流剪切力导致内膜破裂,在高压血流冲击力的作用下引发主动脉壁内膜和中外层分离,并向近远端播散,形成双腔主动脉(double-barrel)。血液可以流动于真、假腔或在两者内同时流动。形成的假腔远端可与真腔连通,使真腔受压有所缓解,这便是远侧开窗术有效的原因。由于升主动脉和降主动脉转折最明显处受血流冲击最大,主动脉压力波动亦较大,因此发生夹层的概率较高。假腔逐渐膨大造成主动脉瘤样扩张,也可继发血栓引发血肿,当上述情况发生于分支血管,如肾动脉、腹腔干、肠系膜动脉、髂动脉或股动脉时,管腔狭窄、血流受阻,加之血液分流入假腔时,循环血量减少,心排血量也随之减少,最终导致多器官功能衰竭。分流血液可以逆向流动,延伸到心包引起心脏压塞。夹层直接累及心包或主动脉瓣是夹层导致死亡的主要原因。经过一定时间后,夹层可直接横行穿破动脉壁全层导致主动脉破裂及大出血。急性主动脉夹层是指发病 2 周内形成的夹层,这也是病死率最高的时间段。

四、分类

主动脉夹层按发病时间在 2 周内还是超过 2 周分为急性和慢性夹层。按解剖部位可分为近端夹层（累及主动脉根部或升主动脉）及远端夹层（左锁骨下动脉以下部位）。Stanford 及 DeBakey 分型系统最为常用。但有些特殊类型的主动脉夹层未能在 Stanford 及 DeBakey 分型系统中描述。如主动脉壁内血肿（IMH）、穿透性粥样溃疡（PAUs）。IMH 是由于主动脉壁内血管破裂出血引起，而无明确内膜破口。PAUs 是主动脉壁的局限性病变，周围有血肿包绕，但无组织层次间的纵向撕裂，是动脉硬化性病变进展的表现。在病理生理上，IMH、PAU 有别于经典的夹层，因此是否被定义为夹层仍存在争议。鉴于 IMH 及 PAU 也可发展为主动脉瘤样病变、主动脉夹层或主动脉破裂，本质上与这类疾病的谱系在广义上有一定交错，也被归为主动脉夹层。

五、临床表现

胸背部或腹部突发剧烈的疼痛为主动脉夹层急性期最常见的症状，约发生于 90% 的患者。疼痛呈撕裂或刀割样，难以忍受。患者表现为烦躁不安，大汗淋漓，是内膜突然撕裂的表现，患者有焦虑、恐惧和濒死感觉，且为持续性，镇痛药物难以缓解。急性期约有 1/3 的患者出现面色苍白，四肢皮肤湿冷，脉搏快弱和呼吸急促等休克现象。

当夹层剥离累及主动脉大的分支或瘤体压迫周围组织时可引起各器官相应的表现。如夹层累及主动脉瓣时，出现主动脉瓣区的舒张期或收缩期杂音；主动脉瓣关闭不全时极易发生急性左心衰竭，出现心率快、呼吸困难等。夹层剥离累及冠状动脉时可引起急性心肌缺血或心肌梗死，夹层剥离破入心包时可迅速发生心脏压塞，导致猝死。发病数小时后可出现周围动脉阻塞现象，可出现颈动脉或肢体动脉搏动强弱不等，严重者可发生肢体缺血性坏死。夹层累及主动脉弓部头臂动脉，可引起脑供血不足，甚至昏迷、偏瘫等。降主动脉的夹层累及肋间动脉可影响脊髓供血引起截瘫。累及腹腔脏器血管则可引起肠坏死、肝供血不足、肝功受损，类急腹症表现或消化道出血、肾衰及肾性高血压等。

六、诊断

以往对于主动脉夹层的认识不足，相应的检查手段不多，因而确诊率不高，常易与急性心肌梗死等疾病相混淆。随着人们对心血管疾病认识的加深，对急性夹层的认识水平不断提高，无创性检查技术不断发展，其诊出率逐步提高，大部分患者得到早期诊断。

对于急性胸背部疼痛的患者，临床表现联合辅助检查可有效地帮助诊断主动脉夹层：突发的胸部撕裂样疼痛、普通胸片上纵隔增宽或主动脉扩大/移位、双上肢脉搏血压不一致（相差 20 mmHg 以上）。当上述 3 项表现和检查均不存在，发生主动脉夹层的可能性仅 7%；如果仅存在胸痛或影像学表现，夹层的可能性为 31%～39%；如同时存在任何两者表现，夹层的可能性达 83%～100%。这种预测手段对于前来急诊就诊的 96% 急性主动脉夹层患者的诊断有效。然而，事先被评估为低危人群中有 4% 的患者最终被诊断为主动脉夹层。即便没有前述的临床证据，当可疑急性主动脉夹层时还是应行确切的影像学检查以确诊。

其他辅助检查包括如下几种。

（一）心电图检查

主动脉夹层的心电图异常可以表现为 ST-T 改变或左心室肥厚。

（二）胸部 X 线检查

IRAD 试验显示，纵隔增宽（>8 cm）及异常主动脉曲度是主动脉夹层的经典影像学表现，50%～60%的病例存在上述表现。但也有 12%的患者胸部 X 线片完全正常。

（三）主动脉造影

主动脉造影尽管以往是诊断主动脉夹层的"金标准"，但敏感性和特异性与其他创伤小的检查方法相当或略低于后者，目前已不作为一线影像学检查手段。近年来随着通过经皮主动脉腔内支架植入术来修补远端主动脉夹层的应用，主动脉造影作为一种治疗手段逐渐得到认可和应用。

螺旋 CT 血管造影（CTA）：CTA 已成为诊断主动脉夹层最为常用的手段，在多数医院均可以急诊下完成，几分钟内即可获得影像。敏感性及特异性可达到 100%，并且对于累及主动脉分支血管的夹层，CTA 敏感性明显高于 MRA 及 TEE。同传统的血管造影一样，CTA 也需应用肾毒性造影剂，较少能看到夹层的入口和出口位置，对于冠脉及主动脉瓣的功能评估也受到一定限制。

（四）MRA 检查

MRA 检查对于胸主动脉夹层的评估是一种较好的非创伤性检查手段。敏感性及特异性较 CTA 高，并且能够较好评估内膜破口及主动脉瓣功能。但 MRA 在许多医院不能急诊完成，并且扫描的时间依赖性较强，需要患者在近 1 h 内保持静止，另外，如患者患有幽闭恐惧症或体内植入起搏器等强磁性物质也不能行该检查。

（五）经食管超声（TEE）检查

敏感性与特异性相当于 CTA 及 MRA，对于胸主动脉及心包影像、主动脉瓣功能可获得较好的评估，同时也可以观察到主动脉内膜破口。TEE 的显著优点在于它的便携性，可以在床旁作出快速诊断。因此，TEE 多用于血流动力学不稳定的主动脉夹层患者的快速诊断。由于主动脉与食管、气管间的解剖学关系，TEE 对于诊断近端夹层较远端夹层更有优势。同时，TEE 在某种程度上也是有创性检查，要求患者保持安静，同时对于检查者的技术与熟练性要求较高。

可见，CTA、MRA 和 TEE 对于主动脉夹层的诊断均有较高的敏感性与特异性。因此，应根据患者情况、病变需要、客观条件及检查者情况作出选择。MRA 被认为是诊断主动脉夹层的"金标准"，适用于血流动力学稳定的主动脉夹层患者。但由于其影像数据获得的速度较慢，扫描过程中不能接近患者，因此不适合病情不稳定及疼痛持续剧烈的患者。床旁 TEE 对于病情不稳定不适合行 MRA 检查的患者是一种较好的选择，但对于远端病变有效性略低。主动脉弓造影通常是可疑诊断需进一步确诊或显示特殊分支血管的影像学检查手段。近年来，CT 发展较快，可以进行三维重建，作为非心源性胸痛患者的诊断方法已被广泛接受。对于需要尽快确诊的患者，CTA 通常是首选的检查手段。

急性主动脉夹层的鉴别诊断包括急性冠脉综合征、肺栓塞、气胸、肺炎、肌肉骨骼疼痛、急性胆囊炎、食管痉挛或破裂、急性胰腺炎以及急性心包炎。急性主动脉夹层很少有无症状的情况，因此如无突发胸部疼痛则可基本排除主动脉夹层的可能。约95%的主动脉夹层患者主诉胸背部或腹部疼痛,并且患者描述疼痛为"剧痛"或"以往从没有过的剧痛",64%的患者描述为"刀割样或撕裂样疼痛"。尽管胸背部"撕裂样"疼痛提示主动脉夹层,但无上述症状并不能完全除外此诊断。其他临床症状依据夹层所在部位不同而异,包括脉搏减弱或消失、神经系统症状、低血压、高血压,以及终末器官缺血等。女性患者发病年龄较晚,症状表现迟于男性患者。对于急性胸背部疼痛及无法解释的主动脉功能不全、局限性神经病变、脉搏异常、终末器官功能不全的患者应高度考虑主动脉夹层的诊断。

七、治疗

主动脉夹层病情异常凶险,预后很差,15 min病死率约20%,1年生存率只有5%,拟诊为主动脉夹层的患者在未经主动脉造影确定诊断之前,即应开始治疗。采取以外科为主的综合性疗法。

(一)非手术处理

主动脉夹层病情异常凶险,进展迅速,需进入ICU进行治疗。

1.一般处理

严密监测心电图、血压、中心静脉压、肺动脉压和尿量。患者应绝对卧床休息,避免突然坐起、转身、翻身等,以免增加心脏和大血管的负担,导致动脉压力升高,引起主动脉夹层破裂。避免咳嗽和呕吐等引起腹腔内压力增高的因素。保持大小便通畅。无进食禁忌的患者应少食多餐,给予低盐、低脂和易消化的食物,补充充足热量。保持病房安静,减少探视。

2.镇痛镇静治疗

主动脉夹层的患者病情严重,疼痛剧烈,有濒死感,多伴有焦虑、恐惧等反应,应加强与患者的沟通,适时给予安慰和疏导,减轻恐惧等心理反应。必要时应用镇静剂,保证充足睡眠。避免不良情绪引起血压波动。

严重胸痛发生于90%的主动脉夹层患者。首先应严密观察疼痛的部位、性质及游走性的变化,前胸、颈部、喉部和颊部疼痛多见于DeBakey I型和Ⅱ型患者,背部疼痛多见于DeBakey Ⅲ型和明显扩展到降主动脉的DeBakey I型患者。疼痛部位扩大或突发撕裂样疼痛,常是夹层破裂的征象。另外,疼痛的伴随症状有助于判断病变累及的血管范围。伴有头晕和晕厥,可能累及颈动脉;伴有一侧或双侧上肢无脉搏动或缺血时,可能累及锁骨下动脉;伴有腹痛或无尿时,可能累及腹主动脉及其分支或累及肾动脉。瘤体压迫喉返神经可出现声音嘶哑、声带麻痹;压迫气管支气管出现呼吸困难;压迫食管引起吞咽困难。严重胸痛可诱发血压升高,加重主动脉夹层的进展,可适当应用镇痛药物缓解疼痛。

3.控制血压和心率

高血压是主动脉夹层的重要病因,75%的患者合并有高血压。应严密监测患者血压的变化,在保证器官灌注前提下尽可能将血压降至最低水平。因此,应给予静滴短效的抗高血压药物。首选硝普钠静脉持续泵入控制血压,治疗目标是将收缩压控制在 $100\sim120$ mmHg。在降压的同时应静脉应用 β 受体阻滞剂降低心率,其负性肌力及负性频率作用可降低血流对于主动脉腔的剪切力并减小夹层延续及主动脉扩张的可能性。心率控制目标为 $60\sim75$ 次/分。尽可能防止单独应用血管扩张药,以防止血压降低后反射性引起心动过速最终增加主动脉腔内剪切力。用药期间根据血压监测调整药物剂量。治疗过程中防止血压过低,血压过低可能引发心室功能衰竭引起近端真腔受压。

4.抗休克治疗

将近15%～30%的急性主动脉夹层的患者可发展为低血压或休克,休克显著增加神经系统缺血缺氧、心肌梗死、肠缺血及下肢缺血的发生。故主动脉夹层合并休克常提示预后不良,合并低血压患者的病死率是非低血压患者的5倍。休克通常是由于泵衰竭(急性主动脉功能不全、心脏压塞或心肌缺血)、主动脉破裂、代谢性酸中毒造成的。床旁TEE适用于此类患者的评估,可以快速、非创性对于主动脉瓣、心肌收缩功能和心包状况进行评估。对于休克患者需积极给予液体复苏,同时紧急术前准备,以行急诊外科手术。但对于心脏压塞导致休克的患者是否行心包穿刺仍存在争议,一些小样本试验显示心包减压可能会加速血液流失进而加速血流动力学紊乱。休克导致的组织灌注减少可继发酸中毒和电解质紊乱,应给予监测和纠正。

(二)手术处理

1.手术指征

近端夹层通常累及心包、主动脉瓣及主动脉弓分支血管,因此常常需要急诊手术治疗。此类患者在未手术情况下,第1、2、7天病死率分别为38%、50%、70%。主要死因为主动脉破裂入心包腔。相反,远端夹层通常给予药物治疗,手术治疗仅用于同时合并主动脉瘤样扩张、主动脉破裂风险较大、难治性高血压、顽固性疼痛、内脏器官低灌注及下肢缺血或轻瘫的患者,个别的分支血管闭塞的情况可通过传统动脉支架植入或球囊扩张有效解除。截瘫、下肢缺血、胸腔积液及主动脉直径大于4.5 cm为预后较差的主要指征。急诊手术指征为夹层破裂、休克、血流动力学不稳定;内脏、肾脏及脊髓病变、下肢供血不足者也需要立即手术处理。限期手术适用于持续疼痛不缓解、不能控制的高血压及急性主动脉扩张。慢性期选择性手术适用于主动脉直径扩大至6 cm,对于Marfan或Ehlers-Danlos为5 cm。在严格内科治疗过程中如出现下列情况即应施行外科手术治疗:①主动脉壁剥离病变持续扩大。其主要表现是主动脉壁血肿明显增大,主动脉头臂分支或主动脉瓣呈现杂音和搏动减弱,提示剥离病变累及升主动脉。呈现昏迷、卒中、肢体作痛发冷、尿量减少或无尿提示主动脉主要分支受压或梗阻。②主动脉壁血肿有即将破裂的危险。其主要征象为主动脉造影显示袋状夹层动脉瘤或夹层动脉瘤在数小时内明显增大,胸膜腔或心包膜腔呈现积血;内科治疗未能控制疼痛。③经积极内科药物治疗4 h,血压未能降低,疼痛未见减轻。

2.手术方法

对于DeBakeyⅠ、Ⅱ型夹层,手术通常在深低温体外循环停搏下进行主动脉弓探查,近来也采用中低温(15℃)+顺行脑血流灌注的方法。依据主动脉弓水平夹层扩张程度,病变的主动脉壁可采用贴附法及开放性远端吻合,或者行人工血管部分或全主动脉弓置换术,合并主动脉瓣关闭不全时,使用人工瓣膜置换主动脉瓣。对于病变广泛的DeBakeyⅠ型夹层动脉瘤,Borst等人于1983年首先提出"象鼻"技术,在行升主动脉及弓部置换的同时另外应用一段人工血管将其近端与弓降部吻合,远端悬浮于降主动脉内。近来较多的关注集中于手术期间的低灌注综合征,据报道发生率约为13%,使得术者对于置管位置寻求新的替代,主要包括腋动脉置管、直接升主动脉夹层处置管及经左心室升主动脉置管。上述技术均有各自优缺点,实际操作中应根据患者情况选择个性化方案。

对于 DeBakeyⅢ型夹层的治疗,可采用降主动脉人工血管移植术,对于相应器官受累时,应考虑血运重建,如肾动脉或肠系膜上动脉重建术。对于破口局限者,孙衍庆等主张采用破口修复降主动脉成形术。由于近年无创性诊断技术的提高,对Ⅱ型夹层动脉瘤剥离内膜可准确定位,腔内支架植入术已成为急慢性主动脉夹层(type B)成功替代外科手术的治疗方法。将支架横跨覆盖于近端破口的表面,起到封堵假腔、促进主动脉愈合的作用。一般认为只要瘤体距离左锁骨下动脉超过 2 cm,动脉瘤本身无过度纤曲,介入通路通畅,假腔较小,就可以考虑采用覆膜支架介入治疗。这种方法可以减轻手术、麻醉、体外循环等对患者的创伤和应激。早期临床试验证实腔内支架植入对于远端夹层较传统手术修补更加安全有效。最近一项综合多项实验的 Meta 分析表明主动脉腔内支架植入的技术成功率可超过 95%,主要并发症发生率为 11%。术后 30 天内病死率约为 5%,6、12、24 个月的病死率基本持平,维持在 10% 左右。大样本多中心研究显示较少的并发症发生率及较低的病死率。这些中期预后显示介入手术可与传统治疗方法相媲美。但目前仍无腔内支架植入与传统手术的前瞻性随机对照实验结果,因此腔内支架植入是否可完全替代传统手术还不清楚。

对于慢性 Stanford A、B 型夹层是否手术取决于主动脉血流逆流及主动脉直径及其增长速度(直径明显增长),如主动脉直径 A 型夹层超过 5 cm、B 型夹层超过 6 cm 有手术指征。应用降压药物将血压降至 100～120 mmHg 之间。一项研究发现对于慢性 B 型夹层长期应用 β 肾上腺素受体阻滞剂治疗可延缓主动脉扩张的进展,缩短住院天数、减少因再发夹层行手术的次数。

3.术后并发症

急性主动脉夹层手术风险高,易致严重的并发症,包括术后再出血、截瘫、急性心力衰竭、脑血管意外、肾衰、肺不张、胸腔积液、迷走神经麻痹和凝血机制异常等。

4.术后治疗及随访

在对急性主动脉夹层患者的远期治疗上,应充分考虑到这些患者存在系统性疾病,全主动脉及主要分支均有潜在的夹层、继发动脉瘤或破裂的倾向。手术仅能消除经撕裂口及其邻侧的假腔发生破裂的可能,尚有 15%～30% 的患者死于所致病变以外的破裂。对这些患者的远期治疗上应谨慎随访,给予药物治疗以严格控制血压、有效的 β 阻滞剂及控制血脂为主。定期复查 CTA 或 MRA 也是必要的。时间一般为术后 1、3、6、9、12 个月,之后每年复查 1 次。初发的经外科治疗存活的患者中有 1/3 在 5 年内发生夹层延续、主动脉破裂或形成主动脉瘤需再次手术治疗。

八、预后

尽管目前对于夹层的药物及手术治疗有了显著进步,但主动脉夹层的病死率仍较高。近端夹层较远端夹层更易致命。与病死率有关的独立危险因素包括年龄超过 70 岁、以突发胸痛起病、合并低血压/休克/心脏压塞、合并肾衰竭、脉搏异常及心电图异常。

主动脉夹层是一种罕见的以急性胸背部疼痛起病严重威胁生命的一种疾病。诊断的关键在于对于可疑夹层者应提高警惕,尤其对于表现为急性严重的胸背部及腹部疼痛同时合并不可解释的急性脉搏异常,神经病变或急性终末器官损害的患者。三种临床表现合并辅助检查有助于诊断:突发胸背部撕裂样疼痛、胸片显示纵隔增宽或主动脉曲度异常,以及外周脉搏搏动异常且双侧血压不一致(超过 20 mmHg)。如果上述三种情况均不存在,急性夹层可能性很小;如果有上述任何一种表现则需要进一步证实。胸片正常并不能除外夹层,只有行 TEE、CTA 及 MRA 才能特异有效地除外主动脉夹层。主动脉造影是确诊性检查方法。近端夹层或其他主动脉夹层发展为低血压,具有极高的病死率,需要迅速给予手术评估及治疗。

第四节 重症心律失常

心律失常是指心脏冲动的频率、节律、起源部位、传导速度或激动次序的异常。正常心脏冲动起源于窦房结,先后经结间束、房室结、房室束、左和右束支及浦肯野纤维至心室。心律失常的发生是由于多种原因引起心肌细胞的自律性、兴奋性、传导性改变,导致心脏冲动形成和(或)传导异常。临床上根据发作时心率的快慢,可将心律失常分为快速心律失常和缓慢心律失常。前者包括期前收缩、心动过速、心房颤动、心室颤动等,后者包括窦性缓慢心律失常、房室传导阻滞等。心律失常通常发生在无器质性心脏病者,大多病程短,可自行恢复,对血流动力学无明显影响,一般不增加心血管死亡危险性。发生于严重器质性心脏病或离子通道病的心律失常,病程较长,常有严重血流动力学障碍,可诱发心绞痛、休克、心力衰竭、昏厥甚至猝死,称重症心律失常。常见的病因为急性冠脉综合征、陈旧性心肌梗死、慢性充血性心力衰竭(射血分数<40%)、各类心肌病、长 Q-T 间期综合征、预激综合征等。

心律失常的诊断应从详尽采集病史入手,病史通常能提供对诊断有用的线索。心电图检查是诊断心律失常最重要的一项无创性检查技术,应记录 12 导联心电图,并记录清楚显示 P 波导联的心电图长条以备分析,通常选择 V₁ 或 Ⅱ 导联。系统分析应包括:心房与心室节律是否规则,频率各为若干? P-R 间期是否恒定? P 波与 QRS 波群是否正常? P 波与 QRS 波群的相互关系等。在确定心律失常类型后,对重症心律失常患者,在院前和院内对其进行急救时首先要判断有无严重血流动力学障碍,并建立静脉通道给予吸氧、心电监护,使用电击复律和(或)抗心律失常药物迅速纠正心律失常。在血流动力学稳定、心律失常已纠正的情况下再分析、判断导致心律失常的病因和诱因,并给予相应的处理。

一、阵发性室上性心动过速

阵发性室上性心动过速,简称室上速,是一种阵发性、规则而快速的异位心律。根据起搏点部位及发生机制的不同,包括窦房折返性心动过速、心房折返性心动过速、自律性房性心动过速、房室结内折返性心动过速等。此外,利用隐匿性房室旁路逆行传导的房室折返性心动过速习惯上也归属于室上性心动过速的范畴。由于心动过速发作时频率很快,P 波往往埋伏于前一个 T 波中,不易判定起搏点的部位,故常统称为阵发性室上性心动过速。在全部室上速病例中,房室结内折返性心动过速和房室折返性心动过速占90%以上。

（一）病因

阵发性室上性心动过速常见于正常的青年,情绪激动、疲劳或烟酒过量常可诱发。亦可见于各种心脏病患者,如冠心病、风湿性心脏病、慢性肺源性心脏病、甲状腺功能亢进性心脏病等。

（二）发病机制

折返是阵发性室上性心动过速发生的主要机制。由触发活动、自律性增高引起者为数甚少。在房室结存在双径路、房室间存在隐匿性房室旁路、窦房结细胞群之间存在功能性差异、心房内3条结间束或心房肌的传导性能不均衡或中断的情况下,两条传导性和不应期不一致的传导通路如形成折返环,其中一条传导通路出现单向传导阻滞时,适时的期前收缩或程序刺激在非阻滞通路上传导的时间使单向传导阻滞的通路脱离不应期,冲动在折返环中沿着一定的方向运行,即可形成阵发性室上性心动过速。

（三）临床表现

心动过速发作突然起始与终止,持续时间长短不一。症状包括心悸、胸闷、焦虑不安、头晕,少数患者可出现晕厥、心绞痛、心力衰竭、休克。症状轻重取决于发作时心室率快速的程度、持续时间及有无血流动力学障碍,亦与原发病的严重程度有关。体检心尖区第一心音强度恒定,心律绝对规则。

（四）诊断

1.心电图特征

（1）心率150～250次/分,节律规则。

（2）QRS波群形态与时限正常,发生室内差异性传导或原有束支传导阻滞时,QRS波群形态异常。

（3）P波形态与窦性心律时不同,且常与前一个心动周期的T波重叠而不易辨认。

（4）ST段轻度下移,T波平坦或倒置。

2.评估

（1）判断有无严重的血流动力学障碍、缺氧、二氧化碳潴留和电解质紊乱。

（2）判断有无器质性心脏病、心功能状态和发作的诱因。

（3）询问既往有无阵发性心动过速发作,每次发作的持续时间、主要症状及诊治情况。

（五）急诊处理

在吸氧、心电监护、建立静脉通路后,根据患者基础的心脏状况、既往发作的情况、有无血流动力学障碍,以及对心动过速的耐受程度作出处理。

1.同步直流电复律

当患者有严重的血流动力学障碍时,需要紧急电击复律。抗心律失常药物治疗无效亦应施行电击复律。能量一般选择100～150 J。电击复律时如患者意识清楚,应给予地西泮10～30 mg静脉注射。应用洋地黄者不应电复律治疗。

2.刺激迷走神经

如患者心功能与血压正常,可先尝试刺激迷走神经的方法。颈动脉窦按摩（患者取仰卧位,先行右侧,每次5～10 s,切不可两侧同时按摩,以免引起脑缺血）、Valsalva动作（深吸气后屏气、再用力作呼气)、诱导恶心、将面部浸没于冰水中等方法可使心动过速终止。

3.腺苷与钙通道阻滞药

首选治疗药物为腺苷,6~12 mg 静脉注射,时间 1~2 s。腺苷起效迅速,不良反应有胸部压迫感、呼吸困难、面部潮红、窦性心动过缓、房室传导阻滞等。由于其半衰期短于 6 s,不良反应即使发生亦很快消失。如腺苷无效可改用维拉帕米,首次 5 mg 稀释后静脉注射,时间 3~5 min,无效间隔 10 min 再静脉注射 5 mg。亦可使用地尔硫䓬 0.25~0.35 mg/kg。上述药物疗效达 90% 以上。

4.洋地黄与 β 受体阻断药

毛花苷 C(西地兰)0.4~0.8 mg 稀释后静脉缓慢注射,以后每 2~4 h 静脉注射 0.2~0.4 mg,24 h 总量在 1.6 mg 以内。目前洋地黄已较少应用,但对伴有心功能不全患者仍为首选。

β 受体阻断药也能有效终止心动过速,但应避免用于失代偿的心力衰竭患者,并以选用短效 β 受体阻断药(如艾司洛尔)较为合适,剂量 50~200 μg/(kg·min)。

5.普罗帕酮

1~2 mg/kg(常用 70 mg)稀释后静脉注射,无效间隔 10~20 min 再静脉注射 1 次,一般静脉注射总量不超过 280 mg。由于普罗帕酮有负性肌力作用及抑制传导系统作用,且个体间存在较大差异,对有心功能不全者禁用,对有器质性心脏病、低血压、休克、心动过缓者等慎用或禁用。

6.其他

合并低血压者可应用升压药物,通过升高血压反射性地兴奋迷走神经,终止心动过速。可选用间羟胺 10~20 mg 或甲氧明 10~20 mg,稀释后缓慢静脉注射。有器质性心脏病或高血压者不宜使用。

二、室性心动过速

室性心动过速简称室速,是指连续 3 个或 3 个以上的室性期前收缩,频率>100 次/分所构成的快速心律失常。

(一)病因

室速常发生于各种器质性心脏病,以缺血性心脏病为最常见;其次为心肌病、心力衰竭、二尖瓣脱垂、瓣膜性心脏病等;其他病因包括代谢紊乱、电解质紊乱、长 Q-T 间期综合征、Brugada 综合征、药物中毒等。少数室速可发生于无器质性心脏病者,称为特发性室速。

(二)发病机制

1.折返

折返形成必须具备两条解剖或功能上相互分离的传导通路、部分传导途径的单向阻滞和另一部分传导缓慢这三个条件。心室内的折返可为大折返、微折返。前者具有明确的解剖途径;后者为发生于小块心肌甚至于细胞水平的折返,是心室内的折返最常见的形式。心肌的缺血、低血钾及代谢障碍等引起心室肌细胞膜电位改变,动作电位时间、不应期、传导性的非均质性,使心肌电活动不稳定而诱发室速。

2.自律性增高

心肌缺血、缺氧、牵张过度均可使心室异位起搏点4相舒张期除极坡度增加、降低阈电位或提高静息电位的水平,使心室肌自律性增高而诱发室速。

3.触发活动

由后除极引起的异常冲动的发放。常由前一次除极活动的早期后除极或延迟后除极所诱发。它可见于局部儿茶酚胺浓度增高、心肌缺血-再灌注、低血钾、高血钙及洋地黄中毒时。

(三)临床表现

室速临床症状的轻重视发作时心脏基础病变、心功能状态、频率及持续时间等不同而异,有很大差别。非持续性室速的患者通常无症状。持续性室速常伴有明显的血流动力学障碍与心肌缺血。临床症状包括心悸、气促、低血压、心绞痛、少尿、晕厥等。听诊心律轻度不规则,第1、2心音分裂。室速发生房室分离时,颈静脉搏动出现间歇性α波,第1心音响度及血压随每次心搏而变化;室速伴有房颤时,则第1心音响度变化和颈静脉搏动间歇性α波消失。部分室速蜕变为心室颤动而引起患者猝死。

(四)诊断与鉴别诊断

1.心电图特征

(1)3个或3个以上的室性期前收缩连续出现。

(2)QRS波群宽大、畸形,时间>0.12 s,ST-T波方向与QRS波群主波方向相反。

(3)心室率通常为100~250/min,心律规则,但亦可不规则。

(4)心房独立活动与QRS波群无固定关系,形成房室分离;偶尔个别或所有心室激动逆传夺获心房。

(5)发作通常突然开始。

(6)心室夺获与室性融合波:室速发作时少数室上性冲动可下传心室,产生心室夺获,表现为在P波之后提前发生一次正常的QRS波群。室性融合波的QRS波群形态介于窦性与异位心室搏动之间,其意义为部分夺获心室。心室夺获与室性融合波的存在对确立室速的诊断有重要价值。

2.室速的分类

(1)按室速发作持续时间的长短分为:①持续性室速,发作时间30 s以上,或室速发作时间未达30 s,但出现严重的血流动力学异常,需药物或电复律始能终止。②非持续性室速,发作时间短于30 s,能自行终止。

(2)按室速发作时QRS波群形态不同分为:①单形性室速,室速发作时,QRS波群形态一致。②多形性室速,室速发作时,QRS波群呈2种或2种以上形态。

(3)按室速发作时血流动力学的改变分为:血流动力学稳定性室速、血流动力学不稳定性室速。

(4)按室速持续时间和形态的不同分为:单形性持续性室速、单形性非持续性室速、多形性持续性室速和多形性非持续性室速。

3.鉴别诊断

室速与阵发性室上性心动过速伴束支传导阻滞或室内差异性传导或合并预激综合征的心

电图十分相似,但各自的临床意义及治疗完全不同,因此应进行鉴别。

(1)阵发性室上性心动过速伴室内差异性传导:室速与阵发性室上性心动过速伴室内差异性传导酷似,均为宽 QRS 波群心动过速,两者应仔细鉴别。下述诸点有助于阵发性室上性心动过速伴室内差异性传导的诊断:①每次心动过速均由期前发生的 P 波开始。②P 波与 QRS 波群相关,通常呈 1∶1 房室比例。③刺激迷走神经可减慢或终止心动过速。

(2)预激综合征伴心房颤动:预激综合征患者发生心房颤动,冲动沿旁道下传预激心室表现为宽 QRS 波,沿房室结下传表现为窄 QRS 波,有时两者融合,QRS 波介于两者之间。当室率较快时易与室速混淆。下述诸点有助于预激综合征伴心房颤动的诊断:①心房颤动发作前后有预激综合征的心电图形。②QRS 时限>0.20 s,且由于预激心室程度不同,QRS 时限可有差异。③心律明显不齐,心率多>200 次/分。④心动过速,QRS 波中有预激综合征心电图形时有利于预激综合征伴心房颤动的诊断。

4.评估

(1)判断血流动力学状态、有无脉搏:当心电图显示为室性心动过速或宽 QRS 波心动过速时,首先要判断患者血流动力学是否稳定、有无脉搏。

(2)确定室速的类型、持续时间。

(3)判断有无器质性心脏病、心功能状态和发作的诱因。

(4)判断 Q-T 间期有无延长、是否合并低血钾和洋地黄中毒等。

(五)急诊处理

室速的急诊处理原则:对非持续性的室速,无症状、无晕厥史、无器质性心脏病者无须治疗;对持续性室速发作,无论有无器质性心脏病均应迅速终止发作,积极治疗原发病;对非持续性室速,有器质性心脏病患者亦应积极治疗。

1.吸氧

室性心动过速的患者,常有器质性心脏病,发作时间长时即有明显缺氧,应该注意氧气吸入。

2.直流电复律

无脉性室速、多形性室速应视同心室颤动,立即进行复苏抢救和非同步直流电复律,首次单相波能量为 360 J,双相波能量为 150 J 或 200 J。伴有低血压、休克、呼吸困难、肺水肿、心绞痛、晕厥或意识丧失等严重血流动力学障碍的单形性持续性室性心动过速者,首选同步直流电复律;药物治疗无效的单形性持续性室性心动过速者,也应行同步直流电复律。首次单相波能量为 100 J,如不成功,可增加能量。如血流动力学情况允许应予短时麻醉。洋地黄中毒引起的室性心动过速者,不宜用电复律,应给予药物治疗。

3.抗心律失常药物的使用

(1)胺碘酮:静脉注射胺碘酮基本不诱发尖端扭转性室速,也不加重或诱发心衰。适用于血流动力学稳定的单形性室速、不伴 Q-T 间期延长的多形性室速、未能明确诊断的宽 QRS 心动过速、电复律无效或电复律后复发的室速、普鲁卡因胺或其他药物治疗无效的室速。在合并严重心功能受损或缺血的患者,胺碘酮优于其他抗心律失常药,疗效较好,促心律失常作用低。首剂静脉用药 150 mg,用 5% 葡萄糖溶液稀释后,于 10 min 内注入。首剂用药 10~15 min 后仍不能转复,可重复静脉注射 150 mg。室速终止后以 1 mg/min 速度静脉滴注 6 h,随后以 0.5 mg/min 速度维持给药,原则上第 1 个 24h 不超过 1.2 g,最大可达 2.2 g。第 2 个 24h 及以后的维持量一般推荐 720 mg/24 h。静脉胺碘酮的使用剂量和方法要因人而异,使用时间最好不要超过 3～4 天。静脉使用胺碘酮的主要不良反应是低血压和心动过缓,减慢静脉注射速度、补充血容量、使用升压药或正性肌力药物可以预防,必要时采用临时起搏。

(2)利多卡因:近年来发现利多卡因对起源自正常心肌的室速终止有效率低;终止器质性心脏病或心衰中室速的有效率不及胺碘酮和普鲁卡因胺;急性心肌梗死中预防性应用利多卡因,室颤发生率降低,但病死率上升;此外终止室速、室颤复发率高;因此利多卡因已不再是终止室速、室颤的首选药物。首剂用药 50～100 mg,稀释后 3～5 min 内静脉注射,必要时间隔 5～10 min 后可重复 1 次,至室速消失或总量达 300 mg,继以 1～4 mg/min 的速度维持给药。主要不良反应有嗜睡、感觉迟钝、耳鸣、抽搐、一过性低血压等。禁忌证有高度房室传导阻滞、严重心衰、休克、肝功能严重受损等。

(3)苯妥英钠:它能有效地消除由洋地黄过量引起的延迟性后除极触发活动,主要用于洋地黄中毒引起的室性和房性快速心律失常。也可用于长 Q-T 间期综合征所诱发的尖端扭转性室速。首剂用药 100～250 mg,以注射用水 20～40 mL 稀释后 5～10 min 内静脉注射,必要时每隔 5～10 min 重复静脉注射 100 mg,但 2 h 内不宜超过 500 mg,1 天不宜超过 1 000 mg。治疗有效后改口服维持,第二、三天维持量 100 mg,5 次/天;以后改为每 6 h 1 次。主要不良反应有头晕、低血压、呼吸抑制、粒细胞减少等。禁忌证有低血压、高度房室传导阻滞(洋地黄中毒例外)、严重心动过缓等。

(4)普罗帕酮:用法,1～2 mg/kg(常用 70 mg)稀释后以 10 mg/min 静脉注射,无效间隔 10～20 min 再静脉注射 1 次,一般静脉注射总量不超过 280 mg。由于普罗帕酮有负性肌力作用及抑制传导系统作用,且个体间存在较大差异,对有心功能不全者禁用,对有器质性心脏病、低血压、休克、心动过缓者等慎用或禁用。

(5)普鲁卡因胺:用法,100 mg 稀释后 3～5 min 内静脉注射,每隔 5～10 min 重复 1 次,直至心律失常被控制或总量达 1～2 g,然后以 1～4 mg/min 的速度维持给药。为避免普鲁卡因胺产生的低血压反应,用药时应有另外一个静脉通路,可随时滴入多巴胺,保持在推注普鲁卡因胺过程中血压不降。用药时应有心电图监测。应用普鲁卡因胺负荷量时可产生 QRS 增宽,如超过用药前 50% 则提示已达最大耐受量,不可继续使用。

(六)特殊类型的室性心动过速

1.尖端扭转性室速

尖端扭转性室速是多形性室速的一个特殊类型,因发作时 QRS 波群的振幅与波峰呈周期性改变,宛如围绕等电位线连续扭转而得名。往往连续发作 3～20 个冲动,间以窦性冲动,反复出现,频率 200～250 次/分。在非发作期可有 Q-T 间期延长。当室性期前收缩发生在舒张晚期、落在前面 T 波的终末部分可诱发室速。由于发作时频率过快可伴有血流动力学不稳定的症状,甚至心脑缺血表现,持续发作控制不满意可恶化为心室颤动和猝死。临床见于先天性长 Q-T 间期综合征、严重的心肌损害和代谢异常、电解质紊乱(如低血钾或低血镁)、吩噻嗪和三环类抗抑郁药及抗心律失常药物(如奎尼丁、普鲁卡因胺或丙吡胺)的使用时。

药物终止尖端扭转性室速时,首选硫酸镁,首剂 2 g,用 5% 葡萄糖溶液稀释至 40 mL 缓慢静脉注射,时间 3～5 min,然后以 8 mg/min 的速度静脉滴注。ⅠA 类和Ⅲ类抗心律失常药物可使 Q-T 间期更加延长,故不宜应用。先天性长 Q-T 间期综合征治疗应选用 β 受体阻断药。对于基础心室率明显缓慢者,可起搏治疗,联合应用 β 受体阻断药。药物治疗无效者,可考虑左颈胸交感神经切断术,或置入埋藏式心脏复律除颤器。

2.加速性室性自主心律

其又称非阵发性室速、缓慢型室速。心电图常表现为连续发生 3～10 个起源于心室的 QRS 波群,心室率通常为 60～110 次/分。心动过速的开始与终止呈渐进性,跟随于一个室性期前收缩之后,或当心室异位起搏点自律性高于窦性频率时发生。由于心室与窦房结两个起搏点轮流控制心室节律,融合波常出现于心律失常的开始与终止时,心室夺获亦很常见。

加速性室性自主心律常发生于心脏病患者,特别是急性心肌梗死再灌注期间、心脏手术、心肌病、风湿热与洋地黄中毒。发作短暂或间歇,患者一般无症状,亦不影响预后,通常无须治疗。

三、心房扑动

心房扑动简称房扑,是一种快速而规则、药物难以控制的心房异位心律,较心房颤动少见。

(一)病因

心房扑动常发生于器质性心脏病,如风湿性心脏病、冠心病、高血压性心脏病、心肌病等。此外,肺栓塞,慢性充血性心力衰竭,二、三尖瓣狭窄与反流导致心房扩大,亦可出现心房扑动。其他病因有甲状腺功能亢进症、酒精中毒、心包炎等,亦可见于一些无器质性心脏病的患者。

(二)发病机制

心脏电生理研究表明,房扑系折返所致。因这些折返环占领了心房的大部分区域,故称之为"大折返"。下腔静脉至三尖瓣环间的峡部常为典型房扑折返环的关键部位。围绕三尖瓣环呈逆钟向折返的房扑最常见,称典型房扑(Ⅰ型);围绕三尖瓣环呈顺钟向折返的房扑较少见,称非典型房扑(Ⅱ型)。

(三)临床表现

心房扑动往往有不稳定的倾向,可恢复为窦性心律或进展为心房颤动,亦可持续数月或数年。按摩颈动脉窦能突然成比例减慢心房扑动者的心室率,停止按摩后又恢复至原先心室率水平。令患者运动、施行增加交感神经张力或降低迷走神经张力的方法,可促进房室传导,使心房扑动的心室率成倍数增加。

房扑患者常有心悸、呼吸困难、乏力或胸痛等症状。有些房扑患者症状较为隐匿,仅表现为活动时乏力。如房扑伴有极快的心室率,可诱发心绞痛、心力衰竭。体检可见快速的颈静脉扑动。房室传导比例发生改变时,第一心音强度也随之变化。未得到控制且心室率极快的房扑,长期发展会导致心动过速性心肌病。

(四)诊断

1.心电图特征

(1)反映心房电活动的窦性 P 波消失,代之以规律的锯齿状扑动波称为 F 波,扑动波之间的等电位线消失,在Ⅱ、Ⅲ、aVF 或 V₁ 导联最为明显,典型房扑在Ⅱ、Ⅲ、aVF 导联上的扑动波呈负向,V_1 导联上的扑动波呈正向,移行至 V_6 导联时则扑动波演变成负向波。心房率为 $250\sim$ 350 次/分。非典型房扑,表现为 Ⅱ、aVF 导联上的正向扑动波和 V_1 导联上的负向扑动波,移行至 V_6 导联时则扑动波演变正向扑动波,心房率为 $340\sim430$ 次/分。

(2)心室率规则或不规则,取决于房室传导比例是否恒定。当心房率为 300 次/分,未经药物治疗时,心室率通常为 150 次/分(2∶1 房室传导)。使用奎尼丁、普罗帕酮等药物,心房率减慢至 200 次/分以下,房室传导比例可恢复 1∶1,导致心室率显著加速。预激综合征和甲状腺功能亢进症并发房扑,房室传导比例如为 1∶1,可产生极快的心室率。不规则的心室率是由于房室传导比例发生变化,如 2∶1 与 4∶1 传导交替所致。

(3)QRS 波群呈室上性,时限正常。当合并预激综合征、室内差异性传导和束支传导阻滞时,QRS 波增宽、畸形。

2.评估

(1)有无严重的血流动力学障碍。

(2)判断有无器质性心脏病、心功能状态和发作的诱因。

(3)判断房扑的持续时间。

(五)急诊处理

心房扑动常发生于器质性心脏病,在吸氧、心电监护、建立静脉通路后,根据患者基础的心脏状况、有无血流动力学障碍作出处理。房扑急诊处理的目的是在对原发病进行治疗的基础上将其转复为窦性心律,预防复发或单纯减慢心率以缓解临床症状。

1.心律转复

(1)直流电同步复律:是终止房扑最有效的方法。房扑发作时有严重的血流动力学障碍或出现心衰,应首选直流电复律;对持续性房扑药物治疗无效者,亦宜用电复律。大多数房扑仅需 50 J 的单相波或更小的双相波电击,即能成功地将房扑转复为窦性心律。成功率为 95%～100%。

(2)心房快速起搏:适用于电复律无效者,或已应用大剂量洋地黄不适宜复律者。成功率为 70%～80%。对典型房扑(Ⅰ型)效果较好而非典型房扑(Ⅱ型)无效。对于房扑伴 1∶1 传导或旁路前向传导,由于快速心房起搏可诱发快速心室率甚至心室颤动,故为心房快速起搏禁忌。将电极导管插至食管的心房水平,或经静脉穿刺插入电极导管至右心房处,以快于心房率 10～20 次/分开始,当起搏至心房夺获后突然终止起搏,常可有效地转复房扑为窦性心律。当初始频率不能终止房扑时,在原来起搏频率基础上增加 10～20 次/分,必要时重复上述步骤。终止房扑最有效的起搏频率一般为房扑频率的 120%～130%。

(3)药物复律:对房扑复律有效的药物有以下几种。

伊布利特:转复房扑的有效率为 38%～76%,转复时间平均为 30 min。研究证实,其复律成功与否与房扑持续时间无关。严重的器质性心脏病、Q-T 间期延长或有窦房结病变的患者,不应给予伊布利特治疗。

普罗帕酮:急诊转复房扑的成功为 40%。

索他洛尔:1.5 mg/kg 转复房扑成功率远不如伊布利特。

2.药物控制心室率

对血流动力学稳定的患者,首先以降低心室率为治疗目的。

(1)洋地黄制剂:是房扑伴心功能不全患者的首选药物。可用毛花苷 C(西地兰)0.4～0.6 mg 稀释后缓慢静脉注射,必要时于 2 h 后再给 0.2～0.4 mg,使心率控制在 100 次/分以下后改为口服地高辛维持。房扑大多数先转为房颤,如继续使用或停用洋地黄过程中,可能恢复窦性心律;少数从心房扑动转为窦性心律。

(2)钙通道阻滞药:首选维拉帕米,5～10 mg 稀释后缓慢静脉注射,偶可直接复律,或经房颤转为窦性心律,口服疗效差。静脉应用地尔硫䓬亦能有效控制房扑的心室率。主要不良反应为低血压。

(3)β受体阻断药:可减慢房扑之心室率。

(4)对于房扑伴 1∶1 房室传导,多为旁道快速前向传导。可选用延缓旁道传导的普罗帕酮、胺碘酮、普鲁卡因胺等,禁用延缓房室传导、增加旁道传导而加快室率的洋地黄和维拉帕米等。

3.药物预防发作

多非利特、氟卡尼、胺碘酮均可用于预防发作。但Ⅰc类抗心律失常药物治疗房扑时必须与β受体阻断药或钙通道阻滞药合用,原因是Ⅰc类抗心律失常药物可减慢房扑频率,并引起 1∶1 房室传导。

4.抗凝治疗

房扑复律过程中栓塞的发生率为 1.7%～7%,未经充分抗凝的房扑患者直流电复律后栓塞风险为 2.2%。房扑持续时间超过 48 h 的患者,在采用任何方式的复律之前均应抗凝治疗。只有在下列情况下才考虑心律转复:患者抗凝治疗达标(INR 值为 2～3)、房扑持续时间少于 48 h 或经食管超声未发现心房血栓。食管超声阴性者,也应给予抗凝治疗。

四、心房颤动

心房颤动亦称心房纤颤,简称房颤,指心房丧失了正常的、规则的、协调的、有效的收缩功能而代之以 350～600 次/分的不规则颤动,是一种十分常见的心律失常。绝大多数见于器质性心脏病患者,可呈阵发性或呈持续性。在人群中的总发病率约为 0.4%,65 岁以上老年人发病率为 3%～5%,80 岁后发病率可达 8%～10%。合并房颤后心脏病病死率增加 2 倍,如无适当抗凝,脑卒中增加 5 倍。

(一)病因

房颤常发生于原有心血管疾病者,常见于风湿性心脏病、冠心病、高血压性心脏病、甲状腺功能亢进、缩窄性心包炎、心肌病、感染性心内膜炎以及慢性肺源性心脏病等。房颤发生在无心脏病变的中青年,称为孤立性房颤。老年房颤患者中部分是心动过缓-心动过速综合征的心动过速期表现。

(二)发病机制

目前得到公认的是多发微波折返学说和快速发放冲动学说。多发微波折返学说认为:多发微波以紊乱方式经过心房,互相碰撞、再启动和再形成,并有足够的心房组织块来维持折返。快速发放冲动学说认为:左右心房、肺静脉、腔静脉、冠状静脉窦等开口部位,或其内一定距离处(存在心房肌袖)有快速发放冲动灶,驱使周围心房组织产生心房颤动,由多发微波折返机制维持,快速发放冲动停止后心房颤动仍会持续。

（三）临床表现

房颤时心房有效收缩消失,心排血量比窦性心律时减少 25% 或更多。症状的轻重与患者心功能和心室率的快慢有关。轻者可仅有心悸、气促、乏力、胸闷;重者可致急性肺水肿、心绞痛、心源性休克甚至昏厥。阵发性房颤者自觉症状常较明显。房颤伴心房内附壁血栓者,可引起栓塞症状。房颤的典型体征是第一心音强弱不等,心律绝对不规则,脉搏短绌。

（四）诊断

1.心电图特点

（1）各导联中正常 P 波消失,代之以形态、间距及振幅均绝对不规则的心房颤动波（f 波）,频率 350～600 次/分,通常在 Ⅱ、Ⅲ、aVF 或 V$_1$ 导联较为明显。

（2）R-R 间期绝对不规则,心室率较快;但在并发完全性房室传导阻滞或非阵发性交界性心动过速时 R-R 规则,此时诊断依靠 f 波的存在。

（3）QRS 波群呈室上性,时限正常。当合并预激综合征、室内差异性传导和束支传导阻滞时,QRS 波群增宽、畸形,此时心室率又很快时,极易误诊为室速,食管导联心电图对诊断很有帮助。

（4）在长 R-R 间期后出现的短 R-R 间期,其 QRS 波群呈室内差异性传导(常为右束支传导阻滞型)称为 Ashman 现象;差异传导连续发生时称为蝉联现象。

2.房颤的分类

（1）阵发性房颤:持续时间＜7 天(通常在 48 h 内),能自行终止,反复发作。

（2）持续性房颤:持续时间＞7 天,或以前转复过,非自限性,反复发作。

（3）永久性房颤:终止后又复发,或患者无转复可能,持久发作。

3.评估

（1）根据病史和体格检查确定患者有无器质性心脏病、心功能不全、电解质紊乱,是否正在使用洋地黄制剂。

（2）心电图中是否间歇出现或持续存在 β 波,如存在则表明为 WPW,洋地黄制剂和维拉帕米为禁忌药物。

（3）紧急复律是否有益处,如快速心室率所致的心肌缺血、肺水肿、血流动力学不稳定。

（4）复律后是否可维持窦律,如甲状腺疾病、左心房增大、二尖瓣疾病。

（5）发生栓塞并发症的危险因素有哪些,即是否需要抗凝治疗。

（五）急诊处理

房颤急诊处理的原则及目的:①恢复并维持窦性心律。②控制心室率。③抗凝治疗预防栓塞并发症。

1.复律治疗

（1）直流电同步复律:急性心肌梗死、难治性心绞痛、预激综合征等伴房颤患者,如有严重血流动力学障碍,首选直流电同步复律,初始能量 200 J。初始电复律失败,保持血钾在 4.5～

5 mmol/L,30 min 静脉注射胺碘酮 300 mg(随后 24 h 静脉滴注 900～1 200 mg),尝试进一步除颤。血流动力学稳定、房颤时心室率快(＞100 次/分),用洋地黄难以控制,或房颤反复诱发心力衰竭或心绞痛,药物治疗无效,也需尽快电复律。

(2)药物复律:房颤发作在 7 天内的患者药物复律的效果最好。大多数这样的患者房颤是第一次发作,不少患者发作后 24～48 h 可自行复律。房颤时间较长的患者(≥7 天)很少能自行复律,药物复律的成功率也大大减少。复律成功与否与房颤的持续时间的长短、左心房大小和年龄有关。已证实有效的房颤复律药物有胺碘酮、普罗帕酮、氟卡尼、伊布利特、多非利特、奎尼丁。

普罗帕酮:用于≤7 天的房颤患者,单剂口服 450～600 mg,转复有效率可达 60％左右。但不能用于 75 岁以上的老年患者、心力衰竭、病态窦房结综合征、束支传导阻滞、QRS≥0.12 s、不稳定心绞痛、6 个月内有过心肌梗死、Ⅱ度以上房室传导阻滞者等。

胺碘酮:可静脉或口服应用。口服用药住院患者 1.2～1.8 g/d,分次服,直至总量达 10 g,然后 0.2～0.4 g/d 维持;门诊患者 0.6～0.8 g/d,分次服,直至总量达 10 g 后 0.2～0.4 g/d 维持。静脉用药者为 30～60 min 内静脉注射 5～7 mg/kg,然后 1.2～1.8 g/d 持续静脉滴注或分次服,直至总量达 10 g 后 0.2～0.4 g/d 维持。转复有效率为 20％～70％。

伊布利特:适用于 7 天左右的房颤。1 mg 静脉注射 10 min,若 10 min 后未能转复可重复 1 mg。应用时必须心电监护 4 h。转复有效率为 20％～75％。

2.控制心室率

(1)短期迅速控制心室率:血流动力学稳定的患者最初治疗目标是迅速控制心室率,使患者心室率≤100 次/分,保持血流动力学稳定,减轻患者症状,以便赢得时间,进一步选择最佳治疗方案。初次发作且在 24～48 h 的急性房颤或部分阵发性患者心室率控制后,可能自行恢复为窦性心律。

1)毛花苷 C(西地兰):是伴有心力衰竭、肺水肿患者的首选药物。0.2～0.4 mg 稀释后缓慢静脉注射,必要时于 2～6 h 后可重复使用,24 h 内总量一般不超过 1.2 mg。若近期曾口服洋地黄制剂者,可在密切观察下给毛花苷 C 0.2 mg。

2)钙通道阻滞药:地尔硫草 15 mg,稀释后静脉注射,时间 2 min,必要时 15 min 后重复 1次,继以 15 mg/h 维持,调整静脉滴注速度,使心室率达到满意控制。维拉帕米 5～10 mg,稀释后静脉注射,时间 10 min,必要时 30～60 min 后重复 1 次。应注意这两种药物均有一定的负性肌力作用,可导致低血压,维拉帕米更明显,伴有明显心力衰竭者不用维拉帕米。

3)β受体阻断药:普萘洛尔 1 mg 静脉注射,时间 5 min,必要时每 5 min 重复 1 次,最大剂量至 5 mg,维持剂量为每 4 h 1～3 mg;或美托洛尔 5 mg 静脉注射,时间 5 min,必要时每 5 min重复 1 次,最大剂量 10～15 mg;艾司洛尔 0.25～0.5 mg/kg 静脉注射,时间＞1 min,继以50 μg/(kg·min)静脉滴注维持。低血压与心力衰竭者忌用 β受体阻断药。

上述药物应在心电监护下使用,心室率控制后应继续口服该药进行维持。地尔硫草或β受体阻断药与毛花苷 C 联合治疗能更快控制心室率,且毛花苷 C 的正性肌力作用可减轻地尔硫草和 β受体阻断药的负性肌力作用。

4)特殊情况下房颤的药物治疗。

预激综合征伴房颤:控制心室率避免使用β受体阻断药、钙通道阻滞药、洋地黄制剂和腺苷等,因这些药物延缓房室结传导、房颤通过旁路下传使心室率反而增快。对心功能正常者,可选用胺碘酮、普罗帕酮、普鲁卡因胺或伊布利特等抗心律失常药物,使旁路传导减慢从而降低心室率,恢复窦律。胺碘酮用法:150 mg(3~5 mg/kg),用5%葡萄糖溶液稀释,于10 min注入。首剂用药10~15 min后仍不能转复,可重复150 mg静脉注射。继以1~1.5 mg/min速度静脉滴注1 h,以后根据病情逐渐减量,24 h总量不超过1.2 g。

急性心肌梗死伴房颤:提示左心功能不全,可静脉注射毛花苷C或胺碘酮以减慢心室率,改善心功能。

甲状腺功能亢进症伴房颤:首先予积极的抗甲状腺药物治疗。应选用非选择性β受体阻断药(如卡维地洛)。

急性肺疾患或慢性肺部疾病伴房颤:应纠正低氧血症和酸中毒,尽量选择钙拮抗药控制心室率。

(2)长期控制心室率:持久性房颤的治疗目的为控制房颤过快的心室率,可选用β受体阻断药、钙通道阻滞药或地高辛。但应注意这些药物的禁忌证。

3.维持窦性心律

房颤心律转复后要用药维持窦性心律。除伊布利特外,用于复律的药物也用于转复后维持窦律,因此常用普罗帕酮、胺碘酮和多非利特,还可使用阿奇利特、索他洛尔。

4.预防栓塞并发症

慢性房颤(永久性房颤)患者有较高的栓塞发生率。过去有栓塞病史、瓣膜病、高血压、糖尿病、老年患者、左心房扩大、冠心病等使发生栓塞的危险性增大。存在以上任何一种情况,均应接受长期抗凝治疗。口服华法林,使凝血酶原时间国际标准化比率(INR)维持在2~3,能安全而有效地预防脑卒中的发生。不宜应用华法林的患者及无以上危险因素的患者,可改用阿司匹林(每日100~300 mg)。房颤持续时间不超过2天,复律前无须做抗凝治疗。否则应在复律前接受3周的华法林治疗,待心律转复后继续治疗4周。紧急复律治疗可选用静脉注射肝素或皮下注射低分子量肝素,复律后仍给予4周的抗凝治疗。在采取上述治疗的同时,要积极寻找房颤的原发疾病和诱发因素,给予相应处理。对房颤发作频繁、心室率很快、药物治疗无效者可施行射频消融、外科手术等。

五、心室扑动与心室颤动

心室扑动和心室颤动是最严重的心律失常,简称室扑和室颤。前者心室有快而微弱的收缩,后者心室各部分肌纤维发生快而不协调的颤动,对血流动力学的影响等同于心室停搏。室扑常为室颤的先兆,很快即转为室颤。而室颤则是导致心脏性猝死的常见心律失常,也是临终前循环衰竭的心律改变。原发性室颤为无循环衰竭基础上的室颤,常见于冠心病,及时电除颤可逆转。在各种心脏病的终末期发生的室扑和室颤,为继发性室扑和室颤,预后极差。

(一)病因

各种器质性心脏病及许多心外因素均可导致室扑和室颤,以冠心病、原发性心肌病、瓣膜性心脏病、高血压性心脏病最为常见。原发性室颤则好发于急性心肌梗死、心肌梗死溶栓再灌注后、原发性心肌病、病态窦房结综合征、心肌炎、触电、低温、麻醉、低血钾、高血钾、酸碱平衡失调、奎尼丁、普鲁卡因胺、锑剂和洋地黄等药物中毒、长 Q-T 间期综合征、Brugada 综合征、预激综合征合并房颤等。

（二）发病机制

室颤可以被发生于心室易损期的期前收缩所诱发，即"R on T"现象。然而，室颤也可在没有"R on T"的情况下发生，故有理论认为，当一个行进的波正面碰到解剖障碍时可碎裂产生多个子波，后者可以单独存在并作为高频率的兴奋起源点触发室颤。多数学者认为心室肌结构的不均一是形成自律性增高和折返的基质，而多个研究都提示起源于浦肯野系统的触发活动在室颤发生起始阶段的重要作用。

（三）诊断

1.临床特点

典型的表现为阿-斯（Adams-Stokes）综合征：患者突然抽搐，意识丧失，面色苍白，几次断续的叹息样呼吸之后呼吸停止；此时心音、脉搏、血压消失，瞳孔散大。部分患者阿-斯综合征表现不明显即已猝然死亡。

2.心电图

（1）心室扑动：正常的 QRS-T 波群消失，代之以连续、快速、匀齐的大振幅波动，频率 $150\sim250/min$，一般在发生心室扑动后，常迅速转变为心室颤动，但也可转变为室性心动过速，极少数恢复窦性心律。室扑与室性心动过速的区别在于后者 QRS 与 T 波能分开，波间有等电位线，且 QRS 时限不如室扑宽。

（2）心室颤动：QRS-T 波群完全消失，代之以形状不同、大小各异、极不均匀的波动，频率 $250\sim500/min$，开始时波幅尚较大，以后逐渐变小，终于消失。室颤与室扑的区别在于前者波形及节律完全不规则，且电压极小。

3.临床分型

（1）据室颤波振幅分型：①粗颤型，室颤波振幅＞0.5 mV，多见于心肌收缩功能较好的患者，心肌蠕动幅度相对粗大有力，张力较好，对电除颤效果好。②细颤型，室颤波振幅≤0.5 mV，多见于心肌收缩功能较差的情况。对电除颤疗效差。

（2）据室颤前心功能分型：①原发性室颤，又称非循环衰竭型室颤。室颤前无低血压、心力衰竭或呼吸衰竭，循环功能相对较好，室颤的发生与心肌梗死等急性病变有关，除颤成功率约为80%。②继发性室颤：又称循环衰竭型室颤。室颤前常有低血压、心力衰竭或呼吸衰竭，常同时存在药物、电解质紊乱等综合因素，除颤成功率低（＜20%）。③特发性室颤，室颤发生前后均未发现器质性心脏病，室颤常突然发生，多数来不及复苏而猝死，部分自然终止而幸存，室颤幸存者常有复发倾向，属于单纯的心电疾病。④无力型室颤，又称临终前室颤。临终患者约有50%可出现室颤，室颤波频率慢，振幅低。

（四）急诊处理

1.非同步直流电击除颤

心室扑动或心室颤动一旦发生，紧急给予非同步直流电击除颤 1 次，单相波能量选择360 J，双相波选择 $150\sim200$ J。电击除颤后不应检查脉搏、心律，应立即进行胸外心脏按压，

2 min或5个30∶2按压/通气周期后如仍然是室颤,再予除颤1次。

2.药物除颤

2～3次电击后仍为室颤首选胺碘酮静脉注射,无胺碘酮或有Q-T间期延长,可使用利多卡因,并重复电除颤。

3.病因处理

由严重低血钾引起的室颤反复发作,应静脉滴注大量氯化钾,一般用2～3 g氯化钾溶于5%葡萄糖溶液500 mL内,在监护下静脉滴注,最初24 h内常需给氯化钾10 g左右,持续到心电图低血钾表现消失为止。由锑剂中毒引起的室颤反复发作,可反复用阿托品1～2 mg静脉注射或肌内注射,同时也需补钾。由奎尼丁或普鲁卡因胺引起的室颤不宜用利多卡因,需用阿托品或异丙肾上腺素治疗。

4.复苏后处理

若经以上治疗心脏复跳,但仍有再次骤停的危险,并可能继发脑、心、肾损害,从而发生严重并发症和后遗症。因此应积极地防治发生心室颤动的原发疾患,维持有效的循环和呼吸功能及水、电解质和酸碱平衡,防治脑水肿、急性肾衰竭和继发感染。

六、房室传导阻滞

房室传导阻滞又称房室阻滞,是指房室交界区脱离了生理不应期后,冲动从心房传至心室的过程中异常延迟,传导部分中断或完全被阻断。房室传导阻滞可为暂时性或持久性。根据心电图上的表现分三度:Ⅰ度房室传导阻滞,指P-R间期延长,如心率＞50次/分且无明显症状,一般不需要特殊处理,但在急性心肌梗死时要观察发展变化;Ⅱ度房室传导阻滞指心房冲动有部分不能传入心室,又分为一型(莫氏一型即文氏型)与二型(莫氏二型);Ⅲ度房室传导阻滞指房室间传导完全中断,可引起严重临床后果,要积极治疗。

Ⅱ度以上的房室传导阻滞,由于心搏脱漏,可有心动过缓及心悸、胸闷等症状;高度或完全性房室传导阻滞时严重的心动过缓可致心源性晕厥,需急诊抢救治疗。

(一)病因

正常人或运动员可发生Ⅱ度一型房室传导阻滞,与迷走神经张力增高有关,常发生于夜间。导致房室传导阻滞的常见病变为急性心肌梗死、冠状动脉痉挛、病毒性心肌炎、心肌病、急性风湿热、钙化性主动脉瓣狭窄、心脏肿瘤(特别是心包间皮瘤)、原发性高血压、心脏手术、电解质紊乱、黏液性水肿等。

(二)发病机制

Ⅰ度及Ⅱ度一型房室传导阻滞,阻滞部位多在房室结,病理改变多不明显,或仅有暂时性房室结缺血、缺氧、水肿、轻度炎症。Ⅱ度二型及Ⅲ度房室传导阻滞,病理改变广泛而严重,且常持久存在,包括传导系统的炎症或局限性纤维化、急性前壁心肌梗死及房室束、左右束支分叉处或双侧束支坏死、束支的广泛纤维性变。先天性完全性房室传导阻滞,可见房室结或房室束的传导组织完全中断或缺如。

(三)临床表现

Ⅰ度房室传导阻滞常无自觉症状。Ⅱ度房室传导阻滞由于心搏脱漏,可有心悸、乏力等症状,亦可无症状。Ⅲ度房室传导阻滞的症状决定于心室率的快慢与伴随病变,症状包括疲倦、乏力、头晕、晕厥、心绞痛、心力衰竭。如合并室性心律失常,患者可感到心悸不适。当Ⅰ度、Ⅱ度突然进展为Ⅲ度房室传导阻滞,因心室率过缓,每分钟心排血量减少,导致脑缺血,患者可出现暂时性意识丧失,甚至抽搐,称为阿-斯综合征,严重者可引起猝死。往往感觉疲劳、软弱、胸闷、心悸、气短或晕厥,听诊心率缓慢规律。

Ⅰ度房室传导阻滞,听诊时第一心音强度减弱。Ⅱ度一型房室传导阻滞的第一心音强度逐渐减弱并有心搏脱漏。Ⅱ度二型房室传导阻滞亦有间歇性心搏脱漏,但第一心音强度恒定。Ⅲ度房室传导阻滞的第一心音强度经常变化。第二心音可呈正常或反常分裂,间或听到响亮亢进的第一心音。凡遇心房与心室同时收缩,颈静脉出现巨大的 α 波(大炮波)。

(四)诊断

1.心电图特征

(1)Ⅰ度房室传导阻滞:每个心房冲动都能传导至心室,仅 P-R 间期>0.20 s,儿童>0.16~0.18 s。房室传导束的任何部位传导缓慢,均可导致 P-R 间期延长。如 QRS 波群形态与时限正常、房室传导延缓部位几乎都在房室结,极少数在房室束。QRS 波群呈现束支传导阻滞图形者,传导延缓可能位于房室结和(或)房室束-浦肯野系统。房室束电图记录可协助确定部位。

(2)Ⅱ度一型房室传导阻滞:是最常见的Ⅱ度房室传导阻滞类型。表现为 P-R 间期随每一心搏逐次延长,直至一个 P 波受阻不能下传心室,QRS 波群脱漏,如此周而复始;P-R 间期增量逐次减少;脱漏前的 P-R 间期最长,脱漏后的 P-R 间期最短;脱漏前 P-R 间期逐渐缩短,且小于脱漏后的 P-R 间期。最常见的房室传导比率为 3:2 和 5:4。在大多数情况下,阻滞位于房室结,QRS 波群正常,极少数位于房室束下部,QRS 波群呈束支传导阻滞图形。Ⅱ度一型房室传导阻滞很少发展为Ⅲ度房室传导阻滞。

(3)Ⅱ度二型房室传导阻滞:P-R 间期固定,可正常或延长,QRS 波群呈周期性脱漏,房室传导比例可为 2:1、3:1、3:2、4:3、5:4 等。房室传导比例呈 3:1 或 3:1 以上者称为高度房室传导阻滞。当 QRS 波群增宽、形态异常时,阻滞位于房室束-浦肯野系统。若 QRS 波群正常,阻滞可能位于房室结。

(4)Ⅲ度房室传导阻滞:又称完全性房室传导阻滞。全部 P 波不能下传,P 波与 QRS 波群无固定关系,形成房室脱节。P-P 间期<R-R 间期。心室起搏点在房室束分叉以上或之内为房室交界性心律,QRS 波群形态与时限正常,心室率 40~60 次/分,心律较稳定;心室起搏点在房室束以下,心室率 30~40 次/分,心律常不稳定。

2.评估

(1)据病史、体格检查、实验室和其他检查判断有无器质性心脏病、心功能状态和诱因。

(2)判断血流动力学状态。

(五)急诊处理

病因治疗主要针对可逆性病因和诱因。如急性感染性疾病控制感染,洋地黄中毒的治疗和电解质紊乱的纠正等。应急治疗可用药物和电起搏。

1.Ⅱ度一型房室传导阻滞

常见于急性下壁心肌梗死,阻滞是短暂的。若心室率>50 次/分,无症状者不必治疗,可先严密观察,注意勿发展为高度房室传导阻滞。当心室率<50次/分,有头晕、心悸症状者可用阿托品0.5~1 mg静脉注射,或口服麻黄碱25 mg,3次/天。异丙肾上腺素1~2 mg加入生理盐水500 mL,静脉滴注,根据心室率调节滴速。

2.Ⅱ度二型房室传导阻滞

可见于急性前壁心肌梗死,病变范围较广泛,常涉及右束支、左前分支、左后分支或引起Ⅲ度房室传导阻滞,病死率极高。经用上述药物治疗不见好转,需安装临时起搏器。

3.洋地黄中毒的治疗

洋地黄中毒可停用洋地黄;观察病情,非低钾者一般应避免补钾;静脉注射阿托品;试用抗地高辛抗体。

4.药物应急治疗的选择

(1)异丙肾上腺素:为肾上腺能β受体兴奋药。兴奋心脏高位节律点窦房结和房室结,增快心率,加强心肌的收缩力,改善传导功能,提高心律的自律性,适用于Ⅲ度房室传导阻滞伴阿-斯综合征急性发作、病态窦房结综合征。心肌梗死、心绞痛患者禁用或慎用。

(2)肾上腺素:兴奋α受体及β受体,可增强心肌收缩力,增加心排血量,加快心率;扩张冠状动脉,增加血流量,使周围小血管及内脏血管收缩(对心、脑、肺血管收缩作用弱);松弛平滑肌,解除支气管及胃肠痉挛;可兴奋心脏的高位起搏点及心脏传导系统,故心脏停搏时,肾上腺素是首选药物。可用于Ⅱ度或Ⅲ度房室传导阻滞者。

(3)麻黄碱:为间接及直接兼有作用的拟肾上腺素药,对α受体、β受体有兴奋作用,升压作用弱而持久,有加快心率作用,适用于Ⅱ度或Ⅲ度房室传导阻滞症状较轻的患者。

(4)阿托品:主要是解除迷走神经对心脏的抑制作用,使心率加快。适用于治疗各种类型的房室传导阻滞、窦性心动过缓、病态窦房结综合征。

(5)肾上腺皮质激素:具有消炎、抗过敏、抗内毒素、抑制免疫反应的作用,可减轻机体对各种损伤的病理反应,有利于房室传导改善,适用于炎症或水肿等引起的急性获得性完全性心脏传导阻滞。5%碳酸氢钠或11.2%乳酸钠,除能纠正代谢性酸中毒外,还有兴奋窦房结的功能。适用于酸中毒、高血钾所致完全性房室传导阻滞及心脏停搏。

5.起搏

适用于先天性或慢性完全性心脏传导阻滞。通常选用永久按需起搏器,急性获得性完全性心脏传导阻滞可选用临时按需起搏器。

第六章　泌尿系统常见急危重症

第一节　急性尿潴留

一、概述

(一)定义

急性尿潴留(acute urinary retention,AUR)是指急性发生的无法排尿,导致尿液滞留于膀胱内的一种症候群,常伴随由于膀胱内尿液胀满而引起的明显尿意、疼痛和焦虑等症状。

(二)流行病学

AUR 多发于男性,老年人发生率高,其中 70～79 岁老年男性 10％在 5 年内发生 AUR,80～89 岁老年男性 30％在 5 年内发生 AUR,而 40～49 岁男性只有 1.6％在 5 年内发生 AUR。65％AUR 是由前列腺增生引起的,在 PLESS 研究中,前列腺增生者的 AUR 发生率为 18/1 000 人/年。女性和儿童较少发生 AUR,女性 AUR 常有潜在的神经性因素,儿童通常是由于感染或手术麻醉引起。

(三)病因

1.尿道梗阻性因素

机械性梗阻(如膀胱出口梗阻、尿道狭窄、尿道结石、尿道外口狭窄等)或动力性梗阻(如 α-肾上腺素能活性增加,前列腺炎症)导致的尿道阻力增加。

2.神经性因素

膀胱感觉或运动神经受损(如盆腔手术、多发性硬化症、脊髓损伤、糖尿病等)。

3.膀胱肌源性因素

膀胱过度充盈导致膀胱逼尿肌收缩乏力。

二、急性尿潴留的诊断

急性尿潴留发病突然,患者膀胱内尿液胀满不能排出,十分痛苦。发生急性尿潴留的病因主要包括尿道梗阻性、膀胱肌源性和神经性三大类,通过详细的病史询问和体格检查,配合相应的实验室检查和辅助检查,可明确病因及诊断,为后续治疗提供依据。

（一）基本检查

1.病史询问（推荐）

（1）有无下尿路症状及其特点、持续时间、伴随症状。

（2）发生急性尿潴留前的手术史、外伤史，尤其是下腹部、盆腔、会阴、直肠、尿道、脊柱等的外伤、手术史；经尿道行导尿、膀胱尿道镜检查、尿道扩张等有创检查、治疗史。

（3）既往史询问还应注意：既往尿潴留，充溢性尿失禁，血尿，下尿路感染，尿道狭窄，尿路结石，尿道排泄物性状如结石、乳糜凝块、组织块等，近期性交，腹痛或腹胀，便秘，便血，休克，糖尿病，神经系统疾病，全身症状等病史。男性患者还应注意询问有无前列腺增生及其国际前列腺症状评分（IPSS）和生活质量评分（QQL），急性前列腺炎，包茎等病史。女性患者还应注意产后尿潴留、有无盆腔炎，盆腔压迫性疾病，如子宫肌瘤、卵巢囊肿等，盆腔脏器脱垂，如子宫脱垂、阴道前或后壁脱垂等，痛经，处女膜闭锁，阴道分泌物性状等病史。

（4）询问用药史，了解患者目前或近期是否服用了影响膀胱及其出口功能的药物，常见的有肌松剂，如手术时麻醉用药、黄酮哌酯等，M 受体阻滞剂，如阿托品、莨菪碱类、托特罗定等，是体激动剂，如麻黄碱、盐酸米多君。其他药物，如抗抑郁药、抗组胺药、解热镇痛药、抗心律失常药、抗高血压药、阿片类镇痛药、汞性利尿剂等亦可导致尿潴留。

2.体格检查（推荐）

（1）全身检查：包括体温、脉搏、呼吸、血压等生命体征，注意神志、发育、营养状况、步态、体位、有无贫血或浮肿等，对患者有一个初步整体印象。

（2）局部及泌尿生殖系统检查。

视诊：除特别肥胖外，多能在耻骨上区见到过度膨胀的膀胱；部分患者可见充溢性尿失禁、尿道外口狭窄；有的还可见会阴、外生殖器或尿道口及其周围的湿疹、出血、血肿或淤血、肿物、手术瘢痕等。此外，男性患者可见包茎或包皮嵌顿、包皮口狭窄，女性患者可有盆腔脏器脱垂、处女膜闭锁等。

触诊：下腹部耻骨上区可触及胀大的膀胱，除部分神经源性膀胱外，压之有疼痛及尿意。阴茎体部尿道结石或瘢痕亦可触及。尿道口或阴道肿物亦可触及。注意腹部其他包块情况，如应甄别下腹部及盆腔肿物的性状及其可能的来源，如膀胱巨大肿瘤、肠道肿瘤、子宫肌瘤、卵巢囊肿等，必要时采取双合诊。注意粪便团块。长期尿潴留能导致肾脏积水，可在肋缘下触及增大的肾脏。

叩诊：胀大的膀胱在耻骨上区叩诊为浊音，有时可胀至脐水平。移动性浊音可判断有无腹水，应在排空膀胱尿液后进行。

（3）直肠指诊：最好在膀胱排空后进行。直肠指诊可了解肛门括约肌张力情况、肛管感觉、骨盆肌随意收缩等，直肠内有无肿瘤或粪块。对男性患者，还可了解是否存在前列腺增生、前列腺癌、前列腺脓肿等。

（4）神经系统检查：排尿活动是在神经系统调控下完成的，涉及脑干以上中枢神经、脊髓中枢、外周自主神经及躯干神经、膀胱及尿道神经受体与递质等，因此详尽的神经系统检查有助于区分有无合并神经源性膀胱。临床常作跖反射、踝反射、提睾反射、球海绵体肌反射、肛反射、腹壁反射、鞍区及下肢感觉、下肢运动等检查，必要时请神经科医师协助。

3.尿常规(推荐)

尿常规可以了解患者是否有血尿、脓尿、蛋白尿及尿糖等,AUR解除后即可进行。

4.超声检查(推荐)

经腹部超声检查可以了解泌尿系统有无积水或扩张、结石、占位性病变等,男性患者的前列腺形态、大小、有无异常回声、突入膀胱的程度等。同时还可以了解泌尿系统以外其他病变,如子宫肌瘤、卵巢囊肿等。此外,在急性尿潴留解除,患者能自行排尿后,可行剩余尿量测定。

(二)根据初始评估的结果,部分患者需要进一步检查

1.肾功能(可选择)

因膀胱出口梗阻可以引起输尿管扩张返流、肾积水等,最终导致肾功能损害,血肌酐升高,怀疑肾功能不全时建议选择此检查。

2.血糖(可选择)

糖尿病性周围神经病变可导致糖尿病性膀胱,血糖尤其是空腹血糖检查有助于明确糖尿病诊断。

3.血电解质(可选择)

低钾血症、低钠血症亦可导致尿潴留,对怀疑有电解质紊乱者建议选择此检查。

4.血清前列腺特异性抗原(PSA)(可选择)

前列腺癌、前列腺增生、前列腺炎都可能使血清PSA升高。急性尿潴留、留置导尿、尿路感染、前列腺穿刺、直肠指诊及前列腺按摩也可以影响血清PSA值测定。

5.排尿日记(可选择)

在急性尿潴留解除能自行排尿后,如患者以下尿路症状为主要临床表现,记录连续3天的排尿日记有助于了解患者的排尿情况,对夜尿鉴别亦有帮助。

6.尿流率检查(可选择)

在急性尿潴留解除,拔除导尿管后方可检查,最大尿流率(Q_{max})最为重要,但Q_{max}减低不能区分梗阻和逼尿肌收缩力减低,还需结合其他检查,必要时行尿动力学检查。Q_{max}在尿量为$150\sim200$ mL时进行检查较为准确,必要时可重复检查。

7.尿动力学检查(可选择)

对引起膀胱出口梗阻的原因有疑问或需要对膀胱功能进行评估时建议行此项检查,结合其他相关检查以除外神经系统病变或糖尿病所致神经源性膀胱的可能。

8.尿道膀胱镜检查(可选择)

怀疑尿道狭窄、膀胱尿道结石、膀胱内占位性病变时建议行此项检查。

9.尿道造影(可选择)

怀疑尿道狭窄时建议此项检查。

10.计算机体层扫描(CT)和磁共振成像(MRI)检查(可选择)

在超声检查不能明确下腹部或盆腔肿物性质时,CT或MRI检查是重要的补充。当怀疑神经源性膀胱时,CT或MRI检查则有助于明确中枢神经系统,如脑或脊髓病变。

(三)不推荐检查项目

静脉尿路造影(intravenous urography,IVU)检查:主要是为了了解上尿路情况,对膀胱尿

道等下尿路情况提供的信息较少,不做推荐。当患者造影剂过敏或者肾功能不全时禁止行静脉尿路造影检查。

三、急性尿潴留的治疗

(一)急诊处理

AUR 是临床急诊,必须立即处理,通过急诊置管排出膀胱内尿液使膀胱减压。采取何种方法置管,由非专科医师置管还是由泌尿外科医师置管,置管地点是在家里、急诊室、泌尿外科病房,还是在手术中需根据当时的环境和条件决定,置管后患者是否收治入院同样也需要根据具体情况而定。

AUR 的急诊置管采用阶梯式方法进行,按创伤程度依次为:尿道留置 Foley 导尿管、留置 Coude 导尿管、耻骨上置管。标准的经尿道导尿易于操作,通常容易成功。若经尿道导尿不成功或有禁忌,可放置质硬的、头端成角的弯头导尿管(Coude 导尿管)或行耻骨上膀胱穿刺造瘘(suprapubic catheter,SPC)。

血尿、低血压、解除梗阻后利尿是快速减压的潜在并发症,但没有证据表明慢速膀胱减压会减少这些并发症的发生。

1.导尿术(推荐)

采用导尿术治疗 AUR 是临床上最常用、最简单的方法。肉眼血尿者插入导尿管并进行冲洗以清除膀胱内的血液和血凝块。同时,导尿可用于收集无污染的尿液标本,进行微生物学检查,通过导尿管行膀胱造影对了解 AUR 患者的膀胱病变或是否合并膀胱输尿管尿液反流有一定帮助。

导尿术的禁忌证是尿道损伤和尿道狭窄,包括确诊或怀疑的尿道损伤。如果怀疑患者有尿道损伤和尿道狭窄,在为其插导尿管前必须进行逆行尿道造影。多数男性患者可用 16F 或 18F 的导尿管,尿道狭窄患者可能需要使用较细的导尿管(12F 或 14F)。

导尿术的并发症:尿路感染(urinary tract infection,UTI)常见,许多患者仅表现为无症状性菌尿,但部分患者可发生急性肾盂肾炎、菌血症,甚至尿脓毒症。老年、糖尿病、肾功能不全或晚期、危及生命的基础病的患者发生导尿管相关性尿路感染的危险性增加。导尿管相关性尿路感染的预防:严格的无菌插管技术,尽量保持收集系统密闭并缩短导尿管留置时间。对急诊导尿患者不推荐常规应用抗生素,预防性抗生素只对需要中期留置导尿的患者有应用价值,常规预防性使用抗生素对患者无益,并可导致耐药菌的增生。导管的其他并发症包括包皮嵌顿和尿道、膀胱损伤等。

2.耻骨上膀胱穿刺造瘘术(推荐)

耻骨上膀胱穿刺造瘘术的适应证包括对经尿道导尿有禁忌或经尿道插管失败的 AUR 患者。耻骨上膀胱穿刺造瘘的禁忌证包括膀胱空虚、既往有下腹部手术史伴瘢痕,以及既往有盆腔放疗史伴瘢痕,全身出血性疾病等。

耻骨上穿刺造瘘操作较导尿术复杂,可能的并发症包括血尿、造瘘管扭折或被血块堵塞、造瘘管周围漏尿、感染或脓肿形成、不慎拔除造瘘管、手术失败等,严重并发症如肠穿孔、输尿管损伤、大血管损伤、腹膜炎甚至死亡。肉眼血尿常见,但多为一过性。使用新型的 Seldinger SPC

穿刺套装时 SPC 管的置入是沿着一根导丝,而传统的方法是以 trocar 盲目穿刺。如果穿刺前不能触及膀胱或膀胱充盈不满意,采用超声定位有助于判断膀胱位置,提高穿刺的安全性。

3.穿刺抽尿法(可选择)

在无法插入导尿管,无条件穿刺造瘘情况下为暂时缓解患者痛苦,可在无菌条件下,在耻骨联合上缘二指正中线处,行膀胱穿刺,抽出尿液暂时缓解患者症状后转有条件医院进一步处理。

(二)病因治疗

AUR 需要急诊处理,立即解决尿液引流。因此,除了一些可以在急诊解除的病因外,如尿道结石或包茎引起的尿道外口狭窄,包皮嵌顿等,其他病因导致的 AUR 可在尿液引流后,再针对不同的病因进行治疗。

包皮嵌顿可手法复位,如包茎可行包皮背侧切开。尿道外口狭窄闭锁,可行尿道外口切开。尿道结石造成 AUR,前尿道结石可直接经尿道取石或碎石,后尿道结石可行膀胱镜检查将结石推回膀胱,留置导尿后二期再处理结石。膀胱内血块造成的 AUR 可能需在膀胱镜下清理血块后再留置导尿管。如因便秘造成 AUR,在置管引流膀胱尿液的同时需要通便治疗。尿道外伤后 AUR 应先行耻骨上膀胱造瘘,二期处理尿道狭窄。术后 AUR 在导尿治疗前可先试用溴吡斯的明或针灸治疗。

1.手术治疗(可选择)

发生 AUR 后应尽量避免长期留置导尿管,长期置管的并发症包括尿路感染、脓血症、创伤、结石、尿道狭窄等,也有诱发尿路鳞状上皮癌的可能。

手术解除 AUR 发生的病因可从根本上避免 AUR 再发,也可避免长期或重复置管。对 BPH,AUR 被列为是前列腺切除术的适应证,BPH 患者接受手术者 24%～42% 是由于 AUR。

AUR 发作后急诊行前列腺手术者(发生 AUR 数天内),感染、围手术期出血的并发症的发生率增加输血率、病死率增高。与单纯因排尿症状而行 TURP 手术的患者相比,AUR 患者 TURP 术后不能排尿的概率更高。以 AUR 来就诊的 BPH 患者,推荐在应用 α 受体阻滞剂后先行 TWOC,以后再延期手术,不推荐急诊行前列腺手术。

2.间歇性自家清洁导尿(cleanintermittent self-catheterization,CISC)(可选择)

对 AUR 病因不能有效治疗的患者,CISC 是除长期置管之外的另一选择。CISC 可用于在 AUR 发生后短期替代保留导尿以延期手术,也可用于前列腺切除术后因膀胱逼尿肌乏力而发生尿潴留的患者,尤其适用于神经源性膀胱患者。

3.药物治疗(可选择)

AUR 通常急诊就诊,患者非常痛苦,因此尿液引流是首选,药物治疗仅作为尿液引流的辅助治疗,或者患者拒绝导尿或不适合导尿的情况下使用。根据急性尿潴留的发生机制,目前能用于治疗尿潴留的药物主要包括增强膀胱逼尿肌收缩力的拟交感神经类药物,如溴吡斯的明和松弛尿道括约肌的 α 受体阻滞剂类药物,如坦索罗辛等。

4.其他治疗措施(可选择)

(1)开塞露:开塞露的主要成分为甘油(55%)、三梨醇(45%～55%)、硫酸镁(10%),甘油可直接刺激直肠壁,通过神经反射引起排便,与此同时引起膀胱逼尿肌强力收缩,括约肌松弛,辅以膈肌以及腹直肌收缩,通过这一系列反射,使腹内压和膀胱内压增高,引起排尿。国内有多个报道使用开塞露灌肠,可以缓解妇女产后和儿童的急性尿潴留,但对前列腺增生所致急性尿潴留不推荐使用。

(2)针灸:中医院采用针灸对解除产后或术后麻醉所致逼尿肌收缩乏力的急性尿潴留有一定治疗效果。针刺部位可取合谷、三阴交、足三里等穴位,也可以采用新斯的明穴位注射,效果更明显。

第二节　急性肾小球肾炎

急性肾小球肾炎是一组病因及发病机制不明,临床以血尿、水肿、高血压三大主征为特点的肾小球疾病。多发于链球菌感染后,故临床上以急性链球菌感染后肾小球肾炎相称。大部分预后良好,少数患者在急性期死亡,多与重症并发症相关,部分患者病程迁延转为慢性肾小球肾炎。

一、病因

(1)乙型溶血性链球菌 A 族致肾炎菌株感染,引起急性链球菌感染后肾小球肾炎。

(2)非链球菌感染后肾炎可由葡萄球菌、肺炎双球菌、伤寒杆菌、淋球菌、脑膜炎双球菌、病毒、疟原虫感染引起。

(3)系统性疾病:系统性红斑狼疮、过敏性紫癜性肾炎、自发性冷球蛋白血症等。

二、病理

(一)大体标本

肾脏肿大,色灰白光滑,表面可有出血点,切面皮髓境界分明,锥体充血,肾小球呈灰色点状。

(二)显微镜检查

1.光镜

内皮细胞增殖、肿胀、系膜细胞及基质增生,呈毛细血管内增生或系膜增殖样改变。

2.荧光或酶标记

上皮下细颗粒沉积物,沉积物为 IgG、C_3、备解素。

3.电镜

上皮侧驼峰样沉积物。

肾间质水肿伴白细胞浸润,肾小管上皮细胞肿胀和脂肪变,管腔内红细胞、白细胞和管型。

三、临床表现

(一)病前多有前驱感染史

咽峡炎潜伏期1～2周,皮肤感染潜伏期1～4周。

（二）肉眼血尿

常为初始症状,呈洗肉水样,酸性尿中呈酱油色,多半数日消失,也有镜下血尿达 1~3 年消失者。

（三）少尿

肾小球滤过率下降、球管失衡。1~2 周内尿量渐增加。

（四）水肿

常为初始症,晨起有睑,面部水肿,重者波及全身,甚至出现胸腔积液、腹水。

（五）高血压

中等度高血压,(18.7~22.7)/(12~14.7) kPa,表现为头痛、头晕,严重者可发生高血压脑病。

（六）全身表现

疲乏、厌食、恶心、呕吐、腰痛等。

四、诊断

病前有前驱感染,起病表现为血尿、水肿、少尿、高血压。实验室检查示蛋白尿,镜检红细胞及其管型、白细胞;一过性氮质血症;链球菌感染后肾炎 ASO 增高,血 C_3 降低,血液中查到免疫复合物。

五、治疗

（一）一般治疗

卧床休息至肉眼血尿消失,血压恢复正常,水肿减退。合并心衰、肾功衰竭、高血压脑病是绝对卧床休息的指征。

水肿严重、高血压者须限水、限盐,氯化钠摄入限制在每日 0.3 g,液体摄入为尿量与不显性失水之和。不显性失水量＝摄入液体量－排出液体量－体重增减数。

氮质血症者应限制蛋白质摄入量,成人每日 20 g,小儿以 0.5 g/kg 计,并选用优质蛋白。

（二）药物治疗

1.抗生素

本病多于链球菌感染后发病,应用抗生素控制感染,阻断抗原物质进入体内,以达阻断抗原抗体复合物形成。故主张全部病例均使用 10~14 天青霉素(640 万~960 万 U,静脉滴注,每日 1 次),生理盐水量依患者水肿、高血压情况选用 200~500 mL。

2.利尿剂

适用于少尿、水肿、高血压、心衰者。氢氯噻嗪 50 mg,每日 3 次;低钾者合用螺内酯40 mg,每日 3 次;内生肌酐清除率＜30 mL/min 者,应用呋塞米 40~100 mg,生理盐水 20 mL,静脉注射,无效者呋塞米 200~1 000 mg,生理盐水 100~200 mL,静脉滴注。

3.降压药

适用于高血压、高血压脑病者,可选用硝苯地平 10~20 mg,每日 3~4 次;卡托普利 25~50 mg,每日 3 次。高血压脑病时,硝普钠 50 mg 溶于 5％~10％ 葡萄糖溶液 250 mL,以 0.5 μg/(kg·min)速度,静脉滴注并随血压调整剂量。

4.酚妥拉明

10~20 mg 溶于 5%或 10%葡萄糖溶液 250~500 mL,以 1~2 μg/min 速度静脉滴注,用于急性心力衰竭,以减轻心脏前后负荷。

第三节　急进性肾小球肾炎

急进性肾小球肾炎系指迅速进行性肾小球肾炎。临床表现同急性肾小球肾炎,但症状重且日益加剧,肾功能急剧进行性恶化,未经治疗多数患者于数周或数月内发展成终末期肾功能衰竭,死于尿毒症。病理上表现为新月体形成,即毛细血管外增生,故亦称新月体性肾小球肾炎。

一、病因

(一)原发性肾小球疾病

原发性弥漫增生性新月体肾炎及其他原发性肾小球疾病伴广泛新月体形成。

(二)感染

感染细菌、病毒。

(三)多系统疾病

风湿类疾病、冷球蛋白血症、复发性多发性软骨炎、肺癌、淋巴瘤等。

二、病理

免疫病理分 3 型:Ⅰ型即抗基底膜抗体肾炎,Ⅱ型即免疫复合物性肾炎,Ⅲ型即细胞免疫介导急进性肾炎。

三、临床表现

(一)青壮年多见

男女比 2∶1,具有急性肾炎综合征表现,起病急,尿量显著减少,蛋白尿、血尿、水肿及高血压,进行性肾衰竭,半数患者有前驱感染史。

(二)尿改变

尿量减少甚至尿闭,肉眼血尿及持续性镜下血尿,中等量蛋白尿,2/3 表现为肾病综合征。

(三)水肿

程度不一,可无水肿,亦可表现为肾病综合征样全身水肿。

(四)高血压

早期无或轻微升高,后期持续性增高,短期内出现心脑并发症。

(五)肾功能

进行性持续性肾功损害,至肾功能恶化、尿毒症终末期,表现为尿少、恶心、呕吐,严重者出现消化道出血、肺水肿、心包炎、高钾血症、酸中毒、脑水肿。

四、诊断

(1)成年人具典型急性肾炎综合征表现,尿量极度减少甚至无尿,持续性进行性肾功恶化。

(2)特发性急进性肾小球肾炎,血 C_3 正常,尿 FDP 增加。

(3)肾活检:可靠诊断有赖于肾活组织病理检查。

五、治疗

(一)一般治疗

绝对卧床休息;低盐或无盐、优质低蛋白饮食。

(二)药物治疗

1.抗凝及抗血小板聚集药物

肝素 5 000 U 加入 5％或 10％葡萄糖溶液 500 mL,静脉滴注,凝血时间延长至用药前 1 倍后以维持量静脉滴注;双嘧达莫 50 mg,每日 3 次,渐加至 100 mg。

2.肾上腺皮质激素及免疫抑制剂

(1)肾上腺皮质激素与细胞毒性药物联合应用:泼尼松 1～1.5 mg/kg,每日 1 次,8 周后逐渐减量,并辅以环磷酰胺 2～3 mg/kg 加入生理盐水 20 mL,静脉注射,隔日 1 次,累计总量应＜150 mg/kg。

(2)甲泼尼龙冲击疗法:甲泼尼龙 10～30 mg/kg 加入 5％或 100％葡萄糖溶液 500 mL,静脉滴注,每日 1 次,3～5 天为一个疗程。1 月后可重复冲击一个疗程,冲击治疗之间服泼尼松 1～1.5 mg/kg,每日 1 次,6 周后逐渐减量,总疗程 1～5 年。必要时可重复冲击,激素撤减前可加用细胞毒性药物,用法同上,可减少复发。

(3)四联疗法:泼尼松、环磷酰胺、肝素、双嘧达莫联合应用,用法用量参上。

(三)其他治疗

1.血浆置换

每日或隔日置换 1 次,3～5 次后改为每周 3 次,12 次为一个疗程,每次置换容量 50 mL/kg。

2.透析及肾移植

上述诸治疗无效者,应予以透析治疗,半年后可行肾移植,移植前须行双肾切除,可降低急进性肾小球肾炎的复发率。

第四节　急性肾衰竭

急性肾衰竭(acute renal failure,ARF)是由于各种病因引起肾功能急骤、进行性减退而出现的临床综合征。临床主要表现为肾小球滤过率明显降低所致的氮质血症,以及肾小管重吸收和分泌功能障碍所致的水、电解质和酸碱平衡失调。根据尿量减少与否分为少尿型和非少尿型。

一、病因及发病机制

导致急性肾衰的原发疾病涉及多个临床学科;肾毒物质亦有药物及毒物之分。为便于诊断、治疗,常将急性肾衰的病因分为3类:肾前性、肾实质性、肾后性(梗阻性)。

(一)肾前性

多种疾病引起的血容量不足或心脏排出量减少,导致肾血流量减少,灌注不足,肾小球滤过率下降,出现少尿。这方面的原发病有:胃肠道疾病(吐、泻)、大面积创伤(渗出液)、严重感染性休克(如败血症)、重症心脏病(如心肌梗死、心律失常、心力衰竭)等。

此型肾衰有可逆性,如能及时识别,经积极处理,肾缺血得到及时改善,肾脏功能恢复,则少尿症状随之消失。反之,可因病情恶化,演变成肾实质性肾衰。

(二)肾实质性

本病中的急性肾小管坏死占全部肾衰的75%以上,其原发病因有:严重感染性休克(如败血症)、大面积创伤、挤压伤、大手术、妊娠毒血症等;肾毒物质有:抗生素类(如庆大霉素、头孢菌素)、金属类(如铜、汞)、生物毒类(如鱼胆、蕈类)等。上述病因引起肾脏急性缺血、灌注不足、肾小球滤过率下降;同时肾小管上皮细胞因缺血、缺氧,或肾毒物质的直接作用,发生变性坏死,管腔堵塞、溃破,肾间质广泛炎症、水肿,从而导致肾功能急剧下降,临床出现少尿,氮质潴留,水盐、酸碱代谢紊乱等急性肾衰的典型表现。此外,引起本型肾衰的疾病还有重症急性肾炎、急进性肾炎、恶性高血压、肾血管栓塞等。

(三)肾后性(梗阻性)

主要由于下尿路梗阻致肾盂积水、肾间质损害,久之肾小球滤过率亦下降。此类原发病有:尿路结石、肿瘤、肾外压迫,如前列腺肥大等。患者常突然无尿为本型特点,如能及时解除梗死常可迅速恢复排尿功能。反之也可演变成肾实质性肾衰。

关于急性肾衰的发病机制有如下几方面的理论:肾血流动力学改变(主要指急性肾衰早期肾内血管痉挛,继之缺血损伤),肾小管堵塞、反漏,肾小管上皮细胞的黏附改变、能量代谢紊乱、钙离子内流,以及表皮生长因子对急性肾衰修复的重要作用等。

为便于理解和指导临床诊疗,以下简述肾小管坏死所致急性肾衰。在发病的初期(初发期)和持续进展期(持续期)其发病机制与病理改变各有其特点。当原发病因(如肾缺血)作用于肾脏后6 h以内,主要病理改变是肾血管收缩(特别是入球小动脉)、肾血流量减少,肾小球滤过率下降,临床出现少尿,此时肾小管上皮细胞虽有损伤,但尚无严重器质性病变。如原始病因未消除,肾血管持续收缩的结果,导致严重缺血、缺氧,肾小球滤过率进一步下降的同时肾小管上皮细胞发生变性、坏死、脱落,管腔被堵塞、管壁溃破、尿液回漏、溢流于外、间质炎症、淤血,形成尿流障碍。此发病机制对临床诊断治疗及预后均有重要意义。为防止器质性肾损害。保护肾功能,从而改善预后,关键是及早发现肾内血流动力学变化,及早进行有效处理。

二、临床表现

起病急骤,常在各种原发病的基础上或肾毒物质的作用下出现少尿、血尿素氮及血肌酐升高。临床症状包括原发病的表现,急性肾衰的表现,及并发症3方面。根据本病病情的演变规律,分为3期,即少尿期、多尿期、恢复期。

部分患者发生急性肾衰时,其尿量并无减少,24 h尿量可超过500 mL以上,称之为"非少尿型急性肾衰"。

(一)少尿期

1.尿量减少

尿量明显减少,24 h少于400 mL者为少尿,少于100 mL者为无尿。一般少尿期持续时间平均10天左右,短则2天,长则4周;如超过4周提示肾实质损害严重。

2.氮质血症

由于代谢产物在体内滞留,血液中尿素氮(BUN)和肌酐(Scr)逐渐升高,其升高速度与患者体内蛋白质分解状态有关。一般情况下,每日BUN上升为$3.6\sim7.1$ mmol/L、Scr $44.2\sim88.4$ μmol/L;如有继发感染发热、广泛组织创伤、胃肠道出血等,则蛋白质分解加速,每日BUN上升$10.1\sim17.9$ mmol/L、Scr 176.8 μmol/L,此为高分解代谢型肾衰,提示病情严重。与此同时出现各系统器官受损症状:消化系统可有厌食、恶心、呕吐,严重时不同程度消化道出血、黄疸等;心血管系统可有血压升高、心律失常、心衰、心包积液等;神经系统表现为定向障碍、淡漠,严重者嗜睡、抽搐、昏迷;血液系统可有轻度贫血,皮肤黏膜出血,严重者可发生弥漫性血管内凝血(DIC)。

3.水、电解质紊乱及酸碱平衡失调

(1)水潴留过多由于肾缺血,肾小球滤过率下降,肾小管损害等排尿减少,水在体内积聚,如此时进液未予控制可发生"高血容量"危象,并由此导致脑水肿、肺水肿及充血性心力衰竭等严重并发症,为死亡原因之一。

(2)高钾血症由于肾排钾减少、感染、创伤、出血、输入库存血液、进食含钾丰富的食物以及酸中毒等,血钾浓度可在短期内迅速升高,且临床症状不明显。高血钾对心脏有毒性作用,如不及时发现,进行有效处理(透析等),常可因心室颤动或心搏骤停而迅速导致死亡。

(3)代谢性酸中毒由于酸性代谢产物在体内滞留所致。

4.继发感染

常见有肺部及尿路感染、皮肤感染等。

5.急性肾衰并发其他脏器衰竭,或多脏器衰竭中存在急性肾衰

此等重症常发生于严重败血症(最多见于革兰阴性杆菌败血症)、感染性休克、创伤、战伤、手术后、病理性妊娠等。临床除具备急性肾衰表现外,同时并存其他脏器衰竭危象,如呼吸衰竭、循环衰竭、肝功能衰竭、弥漫性血管内凝血、广泛小血管栓塞等,预后恶劣。

(二)多尿期

经过少尿期后,排尿逐渐增加,当每日排尿量超过400 mL时,进入多尿期。平均持续10天左右,此期尿量逐日增加,一般3 000 mL/d左右,也可高达5 000 mL/d以上。如补液不及时,可发生脱水、电解质丢失。此期BUN、Scr经过短时间上升后,随之下降到正常范围。此时患者虚弱,抵抗力差,容易并发感染和发生水盐代谢紊乱等,不及时处理,也可引起严重后果。

(三)恢复期

排尿量进入正常,BUN、Scr正常,患者症状改善,一般情况好转。此期长期因病情及肾损

害程度而异,一般半年至 1 年肾功能可完全恢复,损害严重者,恢复期可超过 1 年,个别可遗留永久性损害。

非少尿型肾衰:排尿量每日超过 400 mL,甚至如常人,但其 BUN 和 Scr 仍随病情进展而升高。其病因多与肾毒物质有关,其中又以庆大霉素的不合理使用最为常见,其发病与该类抗生素使用剂量过大或使用后抗体产生变态反应等有关。由于此型,肾衰症状不典型,容易为临床忽略或为原发病掩盖而延误诊断。非少尿型肾衰经及时发现,正确处理,一般预后较好,病死率比少尿型低。

三、实验室检查

(1)尿常规检查:是早期发现肾损害的重要指标之一。少尿期、无尿期尿颜色多呈酱油色或混浊,镜检有蛋白、红细胞、白细胞及管型。多尿期尿色清白。

(2)尿比重测定:少尿期尿比重常>1.025;多尿期和恢复期尿比重多在 1.010～1.016 范围,尿渗透压下降,接近血浆水平,多在 300～400 mmol/L 范围。

(3)尿钠浓度测定:尿钠浓度常>400 mmol/L,尿钠和血浆尿素氮之比<20,有助于急性肾衰竭的早期诊断。

(4)血生化检查:血尿素氮、肌酐、钾、磷进行性升高,二氧化碳结合力、血钠、钙降低,内生肌酐清除率明显下降,多在 5 mL/min,血肌酐/尿肌酐<15。

(5)肾衰指数:肾衰指数=血钠浓度/尿肌酐或血肌酐>2。

(6)其他:B 超、肾图、腹部 X 线平片有助于本病的诊断和鉴别诊断,可酌情选用。

四、鉴别诊断

(一)肾前性氮质血症

肾脏本身无器质性病变,有循环衰竭和血容量不足病史,尿诊断指标可资鉴别。偶有休克患者收集不到尿标本,可测定中心静脉压,肾前性氮质血症常<0.49 kPa(50 mmH$_2$O)。而急性肾小管坏死则正常或偏高。对难于鉴别的患者,可行补液试验,用 5% 葡萄糖液或生理盐水 500 mL,在 30～40 min 内输入,若血压升高,尿量增多,血 BUN 下降,提示为肾前性氮质血症。如果血容量已纠正,血压恢复正常,而尿量仍少,可予 20% 甘露醇 200～500 mL,20 min 内静脉滴注,或呋塞米 200～300 mg 静脉注射,如尿量增加,提示为肾前性氮质血症,如尿量不增加,则支持肾小管坏死的诊断。

(二)肾后性氮质血症

尿路梗阻多有原发病史(如结石、盆腔肿瘤、前列腺肥大等),膀胱触诊和叩诊可发现膀胱因积尿而膨胀。直肠指诊和妇科检查也有助于发现梗阻原因。腹部平片对诊断阳性尿路结石有帮助,B 超和静脉肾盂造影可发现双肾增大,有肾盏、输尿管扩张。同位素肾图示梗阻图形。CT、磁共振检查对诊断肾盂积水和发现结石、肿瘤均有帮助。

(三)肾实质疾病

急进性肾炎、重症链球菌感染后肾炎、肾病综合征大量蛋白尿期、系统性红斑狼疮肾炎、过敏性紫癜肾炎等均可引起急性肾衰。患者均有原发病的病史、症状和体征,尿蛋白多超过 2 g/d,

多伴血尿、红细胞管裂、高血压及浮肿。鉴别诊断有困难时,应行肾活检。

急性间质性肾炎多由药物过敏引起,突然发生少尿和急剧,肾功能减退,伴发热、皮疹、淋巴结肿大,血嗜酸性细胞及 IgE 增高,尿沉渣中有较多嗜酸性细胞,轻度蛋白尿,血尿及红细胞管型少见。

五、治疗

(一)少尿期的治疗

1.饮食与维持水平衡

应严格限制蛋白质,可给优质蛋白 0.5 g/kg,大量补充氨基酸,补充足够热卡,>8 368 kJ/d(2 000 kcal/d),以减轻高分解代谢状态。控制液体入量,每日液体入量应≤前一日排尿量+大便、呕吐、引流液量及创面渗液+500 mL(为不显性失水量−内生水量)。一般认为体温每升高 1℃,每小时不显性失水量增多 0.1 mg/kg。少尿期应严密监测体重、液体出入量、血钠、血钾、中心静脉压、心率、血压、血 BUN 和 Cr。

2.早期解除肾血管痉挛

①小剂量多巴胺每 1~4 μg/kg,能扩张肾血管,其单用或与呋塞米合用能有效增加尿量。②静脉滴注甘露醇亦能扩张血管,增加肾血流量和肾小球静脉压,并有助于维持肾小管液流量,防止细胞和蛋白质碎片堵塞肾小管。20%甘露醇 60 mL 于 3 min 内静脉注射或 20%甘露醇 200 mL 于 15 min 内静脉滴注。③应用利尿合剂:普鲁卡因 0.5 g、维生素 C 3 g、咖啡因 0.25 g、氨茶碱 0.25 g 加入 20%葡萄糖 200 mL 中静脉滴注,也可在此基础上加用罂粟碱 0.03 g 或甘露醇 20~30 g,加强其解痉利尿作用。④苄胺唑啉(酚妥拉明,phentolamine)20~40 mg 加入 5%葡萄糖 500 mL 中静脉滴注,滴速以 0.1~0.3 mg/min 为宜。

3.防止和治疗高钾血症

应严格限制摄入含钾过高的食物,包括橘子、香蕉、海带、紫菜、巧克力、豆类制品等。禁用含钾的药物(如青霉素钾盐、门冬氨酸钾镁等)和保钾利尿剂。避免输注陈旧库存血液和清除体内感染病灶和坏死组织。当血钾高于 6 mmol/L 时,可应用高渗葡萄糖和胰岛素滴注维持,每 3~5 g 葡萄糖加 1 U 胰岛素;伴有酸中毒者给予碳酸氢钠溶液;钙剂可拮抗高血钾对心肌的毒性;同时可予钠型离子交换树脂口服或灌肠。血钾>7 mmol/L,应采用透析治疗,以血透为宜。

4.纠正酸中毒

轻度酸中毒(血 HCO_3^- <15 mmol/L)不必特殊治疗。高分解代谢者酸中毒程度严重,并加重高钾血症,应及时治疗,常予 5%碳酸氢钠 100~250 mL 静脉滴注,并动态监测血气分析,以调整碳酸氢钠用量,如有心功能不全,不能耐受碳酸氢钠者,则应进行透析治疗。

5.营养支持

营养补充尽可能部分利用胃肠道,重危患者多需要静脉营养,以提供足够热卡,使尿素氮升高速度减慢,增强机体抵抗力,降低少尿期病死率,减少透析次数。静脉营养液内含 8 种必需氨基酸、高渗葡萄糖、脂肪乳、各种微量元素及维生素。由于其高渗性须由腔静脉插管输入,为避免容量过多致心力衰竭,常需先施行连续性静脉-静脉血液滤过。

6.抗感染治疗

感染是急性肾衰的常见并发症,多见于血液、肺部、尿路、胆管等部位感染,应根据细菌培养和药物敏感试验,选用那些对肾无毒性或毒性低的抗生素,并按肌酐清除率调整药物剂量。

7.透析疗法

为抢救急性肾衰的最有效措施,可迅速清除体内过多代谢产物,维持水、电解质和酸碱平衡,防止发生各种严重并发症,使患者度过少尿期。透析指征为:①少尿或无尿 2 天以上。②血钾>6.5 mmol/L(6.5 mRq/L),内科处理无效者。③血 BUN>21~28.7 mmol/L(60~80 mg/dL)或血 Cr>530.4 μmol/L(6 mg/dL)。④体液过多,有急性肺水肿、难控制的高血压、脑水肿和充血性心力衰竭征兆。⑤严重代谢性酸中毒,血 HCO_3^-<12 mmol/L(12 mEq/L)。

血液透析适用于:高分解代谢型危重患者,心功能尚稳定,腹膜脏器损伤或近期腹部手术者。腹膜透析适用于:非高分解代谢型,心功能欠佳,有心律失常和血压偏低,血管通道建立有困难,有活动性出血或创伤,老年或儿童患者。连续性动(静)脉-静脉血液滤过对心血管系统影响小,脱水效果好,可有效防止少尿期体液潴留导致肺水肿,并可保证静脉内高营养疗法进行。

(二)多尿期治疗

治疗重点仍为维持水、电解质和酸碱平衡,防止各种并发症。须注意防止脱水、低血钾和低血钙。患者每日尿量多在 4 L 以上,补充液体量应比出量少 500~1 000 mL,尽可能经胃肠道补充。在多尿期 4~7 天后,患者可逐渐恢复正常饮食,仍适当地限制蛋白质,直至血 BUN 和 Cr 恢复正常。

(三)恢复期治疗

可增加活动量,补充营养,服用中药调治以促进肾功能恢复,避免使用对肾脏有害药物,定期随访肾功能。一般经 3~6 个月可恢复到原来的健康水平。个别患者遗留下永久性肾小球或肾小管功能损害,极少数患者可发展为慢性肾衰。

第五节　慢性肾衰竭

慢性肾衰竭(chroic renal failure,CRF)是发生在各种慢性肾脏疾病基础上缓慢出现的肾功能减退直至衰竭的一种临床综合征。主要表现为肾功能减退,代谢产物潴留,水、电解质及酸碱平衡失调,以至于不能维持内环境的稳定,GRF 临床较常见,病情严重,病死率极高,治疗效果差。

按照肾小球滤过功能降低的进程,可将慢性肾功能不全分为以下三个阶段。

(1)肾功能不全代偿期:肾小球滤过率(GFR)降低,内生肌酐清除率(Ccr)>50 mL/min;血肌酐(Scr)并不升高,≤178 μmol/L(2 mg/dL);尿素氮(Urea)≤9 mmol/L(25 mg/dL);一般无肾功能不全临床症状。

(2)肾功能不全失代偿(即氮质血症期):Ccr 25~50 mL/min;Scr>178 μmol/L;Urea>9 mmol/L;出现轻微肾功能不全症状,乏力、恶心、食欲缺乏、贫血等。

（3）肾衰竭期（即尿毒症期）：Ccr＜25 mL/min；Scr＞445 μmol/L(5 mg/dL)；Urea＞20 mmol/L(55 mg/d)；出现水、电解质、酸碱平衡紊乱和明显的各系统症状。当 GFR＜10 mL/min 时，则称为尿毒症终末期。

一、病因及发病机理

现代医学认为，很多慢性疾病都可能引起慢性肾衰，这些病大致上可以分成两类。

一类是主要涉及肾脏本身的疾病，另一类是全身性疾病或其他系统疾病引起继发性肾脏损害。在原发性肾脏疾病中，常见的有慢性肾小球肾炎，其次为小管间质性肾炎。继发性肾脏疾病中，常见于糖尿病肾病等。由于人的寿命延长以及各种因素的影响，慢性肾衰的病因中，继发性的比例有增高趋势。

关于慢性肾衰发病机理，在近年来的研究中尤其受到重视，先后提出了"健存肾单位学说""矫枉失衡学说""肾小球高滤过学说""脂质代谢紊乱学说""肾小管高代谢学说"等来解释慢性肾衰进展的原因，这些学说均有其实验研究和临床观察依据，有其相对的合理性，但一般只能解释慢性肾衰进展的部分原因。因此，需要将多种有关学说结合起来，从总体上去认识慢性肾衰发病机理，才能更为全面。

（一）慢性肾衰渐进性发展的机理

CRF 病程进展较为缓慢，但从总体上来看，这一进程基本上是不可逆的。这种进展的原因，既与肾脏本身基础病的发展有关，也与某些共同性的途径有关。

1.肾小球高滤过学说

该学说认为，CRF 时残余肾单位肾小球出现高灌注和高滤过状态是导致肾小球硬化和残余肾单位进一步丧失的主要原因之一。由于高滤过的存在，可促进系膜细胞增殖和基质的增加，导致微动脉瘤的形成、内皮细胞损伤和血小板集聚增强、炎性细胞浸润等，因而肾小球硬化的过程不断发展，肾单位损伤进一步加重。

2.肾小管高代谢学说

该学说认为，CRF 时残余肾单位肾小管代谢亢进是肾小管萎缩、间质纤维化和肾单位进行性损坏的主要原因之一。由于肾小管氧消耗增加和氧自由基增多、ATP 合成增加、补体旁路（C_3 途径）的激活和膜攻击复合物（C5b-9）的形成、小管液内 Fe^{2+} 的生成，都可以对肾小管-间质造成损伤。间质淋巴-单核细胞的浸润并释放某些细胞因子和生长因子，致小管-间质进一步损伤，并刺激间质成纤维细胞，加快间质纤维化的过程。

3.脂质代谢紊乱学说

该学说认为，脂质代谢紊乱可促进小球系膜损伤和基质增多，在肾小球硬化过程中起着重要作用。由于内皮细胞损伤，毛细血管壁巨噬细胞浸润并形成泡沫细胞（其胞浆内含大量胆固醇和磷质）；肾小球内过多脂质沉积，可增强血小板聚集作用和毛细血管的硬化过程，这与大中动脉粥样硬化的过程有许多相似之处。

4.钙磷沉积和继发性甲旁亢的发生和发展

由于 CRF 时 1,25-$(OH)_2D_3$ 的缺乏，低钙血症、高磷血症等因素致继发性甲旁亢的发生和发展，是引起肾单位损害加重的另一因素。过多的甲状旁腺激素（PTH）可引起软组织转移性钙化,致肾小管上皮细胞内钙沉着增多,引起小管-间质钙化的发生和发展,致肾单位损害不断进展。

5.细胞因子和生成因子的重要作用

近年发现,在CRF病程进展过程中,有不少细胞因子或生长因子参与了其病理生理过程,如表皮生长因子(EGF)、胰岛素样生长因子(IGF-1)、转化生长因子(TCFβ)、白细胞介素(IL-11、IL-2、IL-6)、血小板源生长因子(PDGF)等。这些因子或者与肾小球系膜增殖、肾小管肥大有关,或者与间质的细胞浸润有关,或者与微血管内凝血有关。

(二)尿毒症发病机理

目前一般认为,慢性肾衰的各种临床症状的发生,主要与某些尿毒症毒素蓄积及某些营养素、激素缺乏有关。营养缺乏学说认为,尿毒症的表现与某些营养素的缺乏或不能有效利用有关,如蛋白质、能量、水溶性维生素(维生素B等)、微量元素(Zn)等。某些激素的分泌不足也是营养不能有效利用及(或)某些临床症状的重要原因之一,如$1,25-(OH)_2D_3$的缺乏引起钙吸收、利用障碍,EPO不足引起红细胞生成障碍、导致肾性贫血等。

尿毒症毒素学说认为,尿毒症的一系列表现主要是由尿毒症毒素引起。患者体液内有200多种物质的浓度高于正常,但大多数尚未被确认为尿毒症毒素。一般认为,可能具有尿毒症毒性作用的物质的有20种左右。凡被认为尿毒症毒素的物质,至少应具备下述诸条件:①尿毒症患者体液内该物质的浓度高于正常值。②该物质结构及理化性质明确。③高浓度的该物质与特异的尿毒症临床表现相关。④动物实验或体外实验证实该物质在其浓度与尿毒症患者体液内浓度相似时可出现类似毒性作用。⑤体液内该物质下降与症状、体征改善相伴随。

尿毒症毒素可分为小分子(WM<500,如尿素、胍类、胺类等)、中分子(MW500~5 000)和大分子(MW>5 000)3类。小分子毒性物质以尿素的量最多,占"非蛋白氮"的80%以上,其他如胍类(甲基胍、琥珀胍酸等)、各种胺类、酚类等,也占有重要地位。多胺主要包括精胺、亚精胺、尸胺、腐胺等。中分子物质主要与尿毒症脑病、周围神经病变、红细胞生成抑制、某些内分泌紊乱、细胞免疫低下等可能有关。大分子物质如核糖核酸酶(RNase)、β_2微球蛋白(β_2MG)、维生素A等也具有某些毒性。β_2-MG与尿毒症骨病、腕管综合征、继发性淀粉样变的发病有关。

(三)慢性肾衰病程进展的危险因子

一般说来,肾性肾衰的病程是渐进性发展的,但在慢性肾衰病程的某一阶段,肾功能可出现急剧恶化,甚至严重威胁患者生命。这种肾功能的恶化,如诊断、处理及时,往往具有一定的可逆性,甚至完全恢复到恶化前的肾功能水平,但如诊治不及时或病情太重,这种恶化也可能是不可逆的。影响慢性肾衰病程进展的因素很多,凡可引起慢性肾衰进展加快的因素均可看作"危险因子",包括以下几方面。

1.原发病原因

糖尿病肾病、膜增生性肾炎等常可很快发展为慢性肾衰、尿毒症。原发性或继发性急进性肾炎,一般可发生急性肾衰,其中有的病程长,表现为慢性肾衰。成人紫癜性肾炎患者,其病程进展常比IgA肾病患者迅速。一部分IgA肾病患者肾衰进展也较迅速,这方面尚需进一步观察。重度高血压及"恶性"高血压如未及时控制,其肾衰病程进展也相当迅速。

2.诱因

急性感染、败血症、大出血、大手术、血容量不足/脱水、高凝/高黏滞状态、低钾血症、高钙血症、肾毒性药物或化学物质中毒、结石、泌尿道梗阻等,均可使慢性肾衰急性加重,这类诱因引起的肾衰加重,往往有不同程度的可逆性,只要发现及时,处理得当,常可使肾功能得到较好恢复,甚至完全恢复到急性损害前的水平。

3.饮食

高蛋白、高磷饮食常可使慢性肾衰进展速度加快,这已经得到实验研究和临床研究的证实。此外,高尿酸或高草酸饮食也可能加重小管-间质损害,但尚需进一步研究证实。

二、临床表现

(一)各系统常见症状

1.消化系统

食欲不振、口有尿味、恶心、呕吐等,少数情况下可有腹泻、腹胀、腹痛等。晚期患者可有弥漫性胃黏膜损伤、溃疡和出血,临床表现为柏油样便、呕血或呕吐物呈咖啡样。由于呕吐、食少、腹泻常可导致或加重水、电解质紊乱。

2.血液系统

一般均有轻、中度贫血,如伴缺铁、营养不良、出血等因素;也可有重度贫血。晚期患者可有出血倾向,出现皮下出血点、瘀斑、内脏(主要为胃肠道)出血、脑出血等。

3.心血管系统

随着肾衰程度的加重,高血压发生率逐渐增高($50\%\sim80\%$或更高)。部分患者可伴有胸闷、憋气、心前区痛、阵发性呼吸困难、不能平卧等症状;体检时可发现心界增大、心率增快、心律失常等,个别患者可闻及心包摩擦音。心包积液较多时,则可有心音低钝、遥远。

4.呼吸系统

常有气短,重者可因尿毒症性肺水肿或心源性肺水肿而出现呼吸困难,前者症状相对较轻,而后者则症状严重,表现为端坐呼吸、双肺哮鸣音或/和中大水泡音。合并肺部感染者,则可有咳嗽、咳痰、胸痛、发热等症状。部分患者可发生尿毒症状性胸膜炎或/和胸腔积液。

5.神经系统

可出现尿毒症性周围神经病变(手足麻木感,传导速度减慢)和/或尿毒症脑病。伴尿毒症脑病时,轻者仅有反应迟钝、淡漠等,以后可出现不同程度的意识障碍(嗜睡、昏迷),也可有扑翼样震颤、癫痫样发作、精神异常等表现。个别情况下可有视、听觉障碍,甚至发生失明、耳聋等。

6.免疫系统

多数患者抵抗力下降,易于感染。目前已发现,慢性肾衰患者主要表现为细胞免疫功能下降。某些免疫细胞(T细胞、单核细胞等)功能降低,白细胞介素-2活性下降等,均影响细胞免疫功能。

7.皮肤表现

皮肤苍白、干燥。由于尿毒从汗腺排出,在皮肤凝结成"尿素霜"及钙在皮肤的异位沉着,常造成皮肤奇痒难忍。

（二）水、电解质及酸碱平衡紊乱

1.水代谢紊乱

早期由于肾小管的浓缩功能减退，出现多尿可达 2 500 mL/d，有的可超过 3 000 mL/d。夜尿增多，甚至超过日尿量，加上厌食，呕吐或腹泻，常引起失水。晚期由于肾功能进一步恶化，排尿减少，出现少尿（<400 mL/d），无尿（<100 mL/d），如不控制液体入量，则出现水肿。

2.电解质代谢紊乱

由于肾脏丧失对电解质的调节功能，早期由于排尿增多常出现低钠、低钾、低钙。当肾功能进一步恶化，排泄功能丧失，发生电解质在体内潴留，则可出现高钠、高钾、高磷血症、低钙血症（<1.5 mmol/L），常可引起低钙抽搐，一旦补碱纠正酸中毒后，由于血钙下降，便会发生抽搐。高钾血症可并发严重心律失常、心搏骤停，且多数患者常无先兆症状，处理不及时，易造成死亡。

3.代谢性酸中毒

由于肾功能恶化，酸性代谢产物潴留体内而发生酸中毒。患者常表现为乏力、反应迟钝、呼吸深大，甚至昏迷。

（三）继发感染

由于患者免疫功能低下易诱发感染，但临床症状不典型，如肺炎、肠炎、尿路感染等，应密切观察病情变化，及时诊断治疗。

三、实验室检查

（一）血常规检查

正细胞和正色素性贫血，血红蛋白多在 60～90 g/L。血小板数偏低或正常，血小板功能异常导致出血时间延长，有出血倾向。白细胞计数正常。血沉加快。

（二）尿常规检查

尿渗透压降低，多在 300～400 mmol/kg·H_2O，接近于等张尿。尿比重多在 1.016 以下，夜尿量大于日尿量，最高和最低尿比重差小于 0.008。每日尿量减少至 1 000 mL 以下，尿毒症终末期可少尿以至无尿。尿蛋白量（＋）～（＋＋＋），尿沉渣检查有数量不等的红细胞、白细胞、上皮细胞、颗粒管型或蜡样管型。

3.血生化和肾功能检查

血清尿素氮（BUN）、肌酐（Cr）和尿酸常明显升高。肾肌酐清除率下降，晚期出现代谢性酸中毒。血钾轻度或明显升高，血钠轻度降低，血氯和血镁可升高。白蛋白多低于 30 g/L。血钙降低，多在 2 mmol/L（8 mg/dL）以下，血磷多高于1.7 mmol/L（5 mg/dL），碱性磷酸酶升高，并可有继发性甲状旁腺激素升高。

4.其他检查

腹部 X 线平片、肾超声和计算机 X 线断层摄影（CT）观察肾脏的位置、大小和形态，有无结石、积液和肿物等。静脉肾盂造影和逆行尿路造影用以确定尿路梗阻的部位和性质，严重肾功能不全时，不宜做造影检查。放射性核素肾图和肾脏显像检查有助于了解两侧肾脏形态、大小、血流量、分泌和排泄功能。

尿毒症时 X 线胸片可发现心脏增大和肺水肿。肺门两侧呈对称性蝴蝶状阴影，称为尿毒症肺。15％患者有胸膜炎,可出现单侧或双侧胸腔积液。超声心动图可发现部分患者有心包积液。

四、鉴别诊断

慢性肾衰竭的诊断主要包括两个方面的内容,首先必须鉴别是否存在 CRF。由于 CRF 的早期表现不典型,而且可出现任何一个系统的症状,因而容易误诊为某一系统的疾病,特别对那些没有明显慢性肾脏病史的患者更应注意,如以无力、疲乏、体力下降、腹痛、腹泻、呕吐甚至消化道出血就诊者,易被误诊为消化道疾病或肿瘤;以全身衰弱、面色苍白、贫血等就诊者易因抗贫血治疗效果不佳而误诊为再生障碍性贫血;以神经末梢症状表现如肢体麻木、瘙痒等就诊者易被误诊为末梢神经炎;以呕吐、嗜睡、酸中毒、蛋白尿甚至昏迷等症状就诊者易被考虑为尿病酮症酸中毒。此外,对那些慢性肾脏病患者呈隐匿经过,由于肾负荷突然加重,病情恶化显示尿毒症症状者,很易误诊为急性肾衰竭。因此,凡遇以上这些情况,应警惕有无慢性肾衰竭,尿检查及肾功能检查可助诊断。以少尿为主诉时,应注意与急性肾衰鉴别,病史短、无明显贫血、超声检查肾脏不缩小为急性肾衰之特点,可与慢性肾衰相鉴别。肾病综合征有明显浮肿及少尿时,血尿素氮亦可升高,并出现恶心、呕吐、纳差等症状,但经治疗而利尿消肿后,尿素氮亦随之下降,胃肠症状亦消失,此乃一过性氮质血症。

CRF 的诊断一旦确定后,还需进一步鉴别引起 CRF 的各种原发病,因为不同的原发病其治疗、预后都可能不同。需经考虑的慢性肾脏疾病很多,常见的有慢性肾炎、慢性间质性肾炎(主要是慢性肾盂肾炎)、高血压性肾动脉硬化、先天性多囊肾、系统性红斑狼疮、梗阻性肾脏病、糖尿病性肾病、镇痛性肾病、肾结核、痛风性肾脏病、结节性多动脉炎等,针对这些原发病进行治疗,常能延缓病情进展。

五、治疗

(一)一般治疗

积极治疗原发病,延缓疾病进展为尿毒症,消除可使慢性肾功能不全急性加重的危险因素,如血容量不足、肾毒性药物和毒素、泌尿道梗阻、各种感染、重度高血压、充血性心力衰竭、高凝和高黏滞状态、高钙和高磷血症等。

(二)饮食疗法

当发现患者 Cr＞221 μmol/L 时,就应给予优质低蛋白和低磷饮食,每日补充 0.5～0.6 mg/kg 优质蛋白质,如鸡蛋、瘦肉和奶类等,适当补充必需氨基酸或酮酸,可给肾灵(开同 Ketosterile)3～4 片,每日 3 次服。严格限制植物蛋白的摄入,同时保证足够的高热量饮食,每天提供 126～147 kJ/kg 体重,可促进蛋白质的合成,显著减少机体蛋白质分解,避免营养不良,减轻慢性肾衰患者的高滤过状态。对于大量蛋白尿患者丢失的每克尿蛋白,应增加摄入 1.3 g 蛋白质予以补偿。饮食中应补充多种维生素和叶酸。除伴有高血压和水肿外,一般不需严格限钠。饮水量根据尿量、有无水肿或脱水来决定。对尿量每日≥1 000 mL 且无水肿者,不需严格限水。每日尿量＜1 000 mL 者,每日饮水量＝显性失水量＋500 mL。

由于结肠成为非透析尿毒症患者排泄钾的主要器官,便秘也能加重高钾血症。增加高纤维素食物的摄入,可减少便秘、憩室炎和结肠癌的发生率,改善糖耐量和降低血浆胆固醇浓度。

(三)尿毒症并发症的治疗

1.水、电解质和酸碱失衡的治疗

(1)高钾血症:某些因素可引起的加重高钾血症,如血容量不足、组织坏死、酸中毒急剧加重、药物(螺内酯、氨苯蝶啶、口服补钾剂、转换酶抑制剂、非类固醇抗炎剂等)、发热或高钾饮食。高钾血症患者需去除诱因,停服换酶抑制剂、非类固醇抗炎剂等、发热或高钾饮食。当血钾＞6.5 mmol/L,出现骨骼肌无力和心电图高钾表现时,必须紧急处理,促使钾直接向细胞内转移和迅速从体内排钾。胰岛素加入 10％～25％葡萄糖静脉滴注,胰岛素与葡萄糖比例为 1∶5；5％碳酸氢钠 100～200 mL 静脉注射；10％葡萄糖酸钙 20 mL,缓慢静脉注射；钙型聚磺苯乙烯 15～30 g,用 100 mL 水调匀服,每日 1～2 次；排钾利尿剂呋塞米、丁脲胺口服或静脉注射；透析治疗是最有效降低高钾血症的措施。

(2)水钠潴留:可给予呋塞米或丁脲胺等强利尿剂。当 GFR＜30 mL/min 时,噻嗪类和潴钾型利尿剂一般无效。每日入水量应补足前一日尿量,并外加 500 mL 左右。钠摄入量需根据血压、体重、水肿和 24 h 尿量而定。多数慢性肾衰患者每日食盐可在 3 s 左右,血清钠应维持在正常水平,根据病情调整钠摄入量。

(3)钙磷失调:当 GFR＜40 mL/min 时,血钙开始降低,磷酸盐在体内潴留,血磷浓度升高,随着肾衰进展,发生继发性甲状旁腺功能亢进。高血磷时,补充钙剂可引起钙磷乘积升高,当钙磷乘积≥70,易发生异位软组织和血管内膜钙化及肾功能恶化。因此,除限制饮食中磷的摄入外,在服用钙以前,可服结合肠道磷的抗酸剂氢氧化铝凝胶 10～20 mL,每日 3 次,因其潜在的铝中毒作用(如痴呆、贫血、骨病),故不宜长期服用。碳酸钙每日 3～10 g,分 3 次服,能有效地结合食物中的磷,从粪便中排出。且碳酸钙含元素钙 40％,明显高于乳酸钙(含元素钙 12％)和葡萄糖酸钙(含元素钙 8％),可用以补钙,同时提供碱基,有利于纠正酸中毒。在血磷控制在1.78 mmol/L(5.5 mg/dL)以下,钙磷乘积保持在 30～40 之间,可服阿法 D_2 0.25～0.5 μg,每日1 次。钙三醇(骨化三醇,Calcitriol)0.25～0.5 μg,每日 1 次,可促进空肠和回肠对钙的重吸收,血钙水平升高,继发性甲状旁腺功能亢进和肾性骨病好转。

(4)代谢性酸中毒:多数慢性肾衰患者需常规给予碳酸氢钠口服 3～10 g/d,分 3～4 次服。并根据血气分析或 CO_2 CP 测定调整剂量,如 CO_2 CP＜13.5 mmol/L,尤其伴昏迷或深大呼吸时,应静脉补碳酸氢钠,一般只纠正到 CO_2 CP 17.1 mmol/L 便可。提高 CO_2 CP 1 mmol/L,需给 5％碳酸氢钠 0.5 mL/kg。纠正酸中毒过程中,要注意防治低钾和低钙,若发生手足抽搐,可给 10％葡萄糖酸钙 10～20 mL 缓慢静脉注射。

2.心血管并发症的治疗

(1)高脂血症:部分患者空腹血甘油三酯和胆固醇升高,应限制饮食中饱和脂肪酸和胆固醇入量。进行适当的体力活动,有助于康复和提高高密度脂蛋白的水平。根据肾功能减退程度,调整降脂药物剂量,以免出现毒副作用。

(2)高血压:主要为容量依赖性高血压,少数患者为肾素依赖性高血压。对大部分患者来说,限制水钠摄入,减少血容量是控制血压的最基本措施。应首选对慢性肾衰有效的利尿剂,如呋塞米和丁脲胺。当血 Cr＞265.2 μmol/L 而未透析时,慎用血管紧张素转换酶抑制剂,以免发生肾功能急剧恶化、少尿和高血钾。而迅速和过度的降低血压,可降低肾灌注压,造成肾功能进一步恶化。透析患者经超滤可排出过多的液体。极少数恶性高血压患者对任何药物均无反应,切除双肾后血压可得到控制。

(3)心功能不全:首先应确定病因,针对病因处理,治疗原则同一般心力衰竭。应有效控制高血压,纠正严重贫血,限制水钠摄入量。可使用大剂量呋塞米和丁脲胺,减轻心脏前负荷。洋地黄类药物宜选快速短效的制剂,并调整剂量,避免蓄积中毒。降低心脏后负荷的扩血管药也须调整剂量,以防止低血压。药物治疗不能奏效者,应尽早透析超滤,清除水钠潴留。

(4)尿毒症性心包炎:透析是有效的治疗措施,增加透析次数和延长透析时间,心包积液可望改善。透析过程中应严格控制肝素用量和监测出、凝血时间,使用小分子量肝素(速避凝)可减少出血倾向,必要时作无肝素透析或体外肝素化法,以避免心包出血。出现心脏压塞征象时,应急做心包切开引流术。

3.贫血的治疗

重组人类红细胞生成素(r-HuEPO,EPO)能有效治疗肾性贫血,血红蛋白和血细胞比容升高,体力增强,食欲增加,许多贫血患者无需继续输血。有效剂量为 50~100 U/kg,常用量 EPO 1 500~3 000 U,每周 2~3 次,皮下或静脉注射。与此同时应补充铁剂,可服硫酸亚铁 0.3 g,每天 3 次。福乃得 1 片,每天 1 次。速力菲 0.1 g,每天 3 次。或肌内注射右旋糖酐铁 50 mg,每日或隔日 1 次。此外还应补充其他造血原料,如叶酸 10 mg,每天 3 次。腺苷辅酶维生素 B_{12} 250 μg,每日 3 次服。或维生素 B 500 μg,隔日肌内注射 1 次。应用 EPO 的主要不良反应有高血压、癫痫、头痛、血液凝固增加等。

雄性激素可促进红细胞生成素的分泌,而改善贫血,一般剂量为苯丙酸诺龙或丙酸睾酮 25~50 mg,每周 2 次肌内注射。严重贫血患者应小量多次输新鲜血或红细胞悬液。

4.其他治疗

①糖尿病肾衰患者因胰岛素在肾脏的分解代谢减少,进食不足和肝糖原储存耗竭等多种因素,易发生低血糖,因此,胰岛素和口服降糖药物剂量应逐渐减少。②高尿酸血症,无症状者不需治疗,发生病风时可选用别嘌呤醇,在尿毒症期用量应<100 mg/d。③瘙痒,部分患者局部应用油性乳剂、口服抗组织胺制剂和碳酸钙、限制磷摄入和充分透析后可缓解症状。甲状旁腺次全切除有时可纠正难治性皮肤瘙痒。

参考文献

[1]柏岭.常见急危重症救治[M].上海:上海交通大学出版社,2021.

[2]曹飞.新编急危重症诊断与处理[M].上海:上海交通大学出版社,2018.

[3]李乐彩.急危重症护理学[M].长春:吉林科学技术出版社,2018.

[4]李砚文.临床急危重症学[M].北京:科学技术文献出版社,2017.

[5]罗社文.急危重症救治学[M].长春:吉林大学出版社,2019.

[6]王宝华,阳双健,王乐秋.急危重症综合治疗学[M].长春:吉林大学出版社,2021.

[7]王大冰.实用临床急危重症学[M].上海:上海交通大学出版社,2018.

[8]王路娥.临床急危重症学[M].北京:科学技术文献出版社,2016.

[9]王迁著.急危重症医学[M].长春:吉林科学技术出版社,2018.

[10]王升英,刘珊珊,司霞.急危重症救护医学[M].长春:吉林大学出版社,2022.

[11]王晓兰,童文娟,金松根.新编急危重症救治学[M].长春:吉林大学出版社,2021.

[12]吴佳秋,陈明瑶,袁荣华.急危重症护理学[M].天津:天津科学技术出版社,2021.

[13]吴丽妍.急危重症救护学[M].长春:吉林大学出版社,2021.

[14]徐西为.急危重症诊疗新进展[M].上海:上海交通大学出版社,2020.

[15]杨华伟.急危重症综合治疗学[M].西安:西安交通大学出版社,2022.

[16]张伟,昌广平,鲁柏涛.新编急危重症诊疗精要[M].西安:西安交通大学出版社,2021.

[17]张永鹏,刘剑,麻立娟.急危重症救护学[M].长春:吉林大学出版社,2022.

[18]赵伟,杨红年,邓元友.急危重症诊治精要[M].上海:上海交通大学出版社,2018.

[19]郑祥德.急危重症新进展[M].天津:天津科学技术出版社,2020.

[20]周美辉.实用急危重症基础与临床[M].上海:上海交通大学出版社,2020.

[21]周羽.现代临床急危重症诊疗学[M].西安:西安交通大学出版社,2018.